沪上中医名家养生保健指南丛书

总主编 施杞　执行总主编 金义成 黄琴峰

常见小儿病的推拿预防和护养

主编 金义成　执行主编 陈志伟

上海市老教授协会
上海中医药大学老教授协会 编著

复旦大学出版社

弘揚名家養生之道

服務人民健康事業

賀《滬上中醫名家養生保健指南叢書》出版

陳凱先 二〇一三年 九月

發揚中華文明精髓

發展中國特色養生

賀《滬上中醫名家養生保健指南（五）》出版

湯釗猷
二〇一三年九月

健康来自科学的生活方式

复旦大学上海医学院内科学教授 杨秉辉

2013. 7.

常见小儿病的推拿预防和护养

编 委 会

主　　编　金义成

执行主编　陈志伟

编　　委（按姓氏拼音排序）

　　　　　黄　湧　沈一菁　王　成

　　　　　王　茜　王赛娜　张一粟

学术秘书　王　茜

Foreword

序　1

　　"人民身体健康是全面建成小康社会的重要内涵，是每一个人成长和实现幸福生活的重要基础。"这是习近平总书记在会见全国体育界先进代表时的讲话，说明健康对个人和社会的重要性。

　　《沪上中医名家养生保健指南丛书》是上海市老教授协会和上海中医药大学老教授协会经过协商、策划而编著的一套系列丛书，本丛书的出版得到了李从恺先生的大力支持。本丛书的总主编施杞教授曾多次获得国家级、上海市科技进步奖，也曾获得"上海市劳动模范"、"上海市教书育人楷模"等荣誉称号，是德高望重的著名中医学家、上海市名中医，在中医临床上积累了丰富的经验；两位执行总主编也都有着深厚的中医学术功底和科普著作编著经验；各分册主编都是具有临床经验几十年的中医资深专家，在无病先防、有病早治和病后调养等方面都有独到而卓有成效的方法。专家们感到，由于优质医疗资源的缺乏，每次门诊人数较多，而无法给病人解答更多的疑问,在防病和自我保健上也无法讲深讲透,因此冀望通过编著科普书籍来缓解这一矛盾。在编写过程中,他们结合现代医学知识对疾病进行分析,更重要的是把中医千百年来的实践和知识穿插其中;既考虑权威性,又考虑大众化;既继承了中医名家的经验,又奉献了自己的临证心得,体现了原创性。他们撰写认真,几易其稿,将本丛书和许多其他的养生书籍区别开来,以期正本清源,更好地为人民健康服务。

"人生百岁不是梦",但要靠自己对身体的养护和医护人员的帮助。由于非医务人员在医学知识和技能上的缺乏,建议生病之后要到正规医疗场所治疗,因此本丛书没有把治疗疾病列为重点篇幅,重点在未病先防和病后调养上。书中重点介绍经络、腧穴、穴位按压、推拿手法、养生功法,也有大量的食疗知识,还有简单的草药使用,可供普通民众自我预防、调养和护理,非常实用。

本丛书将学术、临证经验和科普写作方式准确地揉合在一起,相信在防病和病后调养中给普通民众提供更多的便利,使全民的健康水平得到提升。

王生洪

Foreword

序　2

　　近年来,随着民众物质生活水平的大幅提高,养生保健意识亦随之日趋增强。当人们衣食无忧之后,对自身的健康、自身的生命会格外珍视,古今中外,无不如此。可见,对养生保健的重视程度,是一个群体、一个地区,乃至于一个民族富裕程度和文明程度的晴雨表。然而,伴随"养生热"的兴起,充斥市场的养生药物、养生食材、养生书籍、养生讲座、养生会所等也乱象丛生,良莠不齐,令人无所适从,这一现象已引起政府和民众的高度关注。有鉴于此,广大民众热切期盼中医药学各专业领域的著名老专家、老教授发出他们的声音。上海中医药大学老教授协会及上海市老教授协会协同复旦大学出版社,策划、编撰、出版本系列丛书,正是为了顺应这种社会需求和时代潮流。

　　早在中医药学的经典著作《黄帝内经》就告诫从医者:追求健康长寿,是人之常情。医生应该向患者指出疾病的危害性,使患者认真对待疾病;医生应该告诉患者疾病的可愈性,以增强其战胜疾病的信心;医生应该告诉患者如何治疗疾病和病后护养,重视患者在疾病防治过程中的主体作用;医生应该设法解除患者的消极情绪,以减轻患者的心理压力。医生的这种解释和劝慰,即便是不甚明了医理的人,也没有不听从的。时隔两千多年,《黄帝内经》的这段话语,依然是我们医生责无旁贷的天职所在。

本系列丛书的分册主编均为沪上中医药学界资深教授、名老中医。他们凭借丰厚的学术底蕴、丰富的临证经验、丰满的编撰热情,组织相关团队,历经年余,几易其稿,其撰著态度之认真、内容取舍之严谨、遣词用句之精致,绝不亚于学术专著的撰写。

本系列丛书计11分册,其内容遍及中医血液科、中医男科,以常见病证为篇名,首先简要介绍"疾病概况",包括临床表现、诊断依据、致病原因、常规治疗及预后转归等中西医知识。针灸养生包括中风、老年病、脊柱病、白领人士、准妈妈,推拿包括小儿推拿、功法、手法及膏方等,以中医基础理论和经络理论为指导,对针灸推拿常见的经络、腧穴、操作方法进行详细的介绍。其次着重介绍"养生指导",包括发病前预防和发病后养护两部分:前者针对常见病证的发病原因,如感受外邪、卫表不固、情志内伤、饮食失调、起居不慎、禀赋亏虚等,提出预防该病证的具体措施与方法;后者针对该病证的主要临床表现、发病过程及预后转归等,提出有针对性的护养措施,如药物养护、情志养护、起居养护、饮食养护、运动养护、按摩护养等内容。

本系列丛书的编写原则是通俗易懂,深入浅出;侧重养生,突出实用。力求权威性与大众化结合,做到以中为主,中西并述,图文并茂。

上海中医药大学老教授协会会长

施杞

Preface

前　言

　　随着人民生活的改善和提高，百姓早已不满足于温饱和有病能得到医疗的低标准，更是要吃得营养、穿得时尚、身体安康。中医"治未病"的思想只有生活富足的今天才能得以实施。

　　儿童是祖国的未来，如何能使他们健康成长，是广大医务工作者和保健工作者要不断探索的课题。中医儿科推拿对此具有得天独厚的先天条件。小儿肌肤娇嫩，筋骨柔弱，畏惧针药，小儿推拿恰能克此艰难，为他们的健康作出贡献。对此，大家所熟知的"捏脊"早在晋代就已记载，唐代药王孙思邈就指出"小儿虽无病，早起常以膏摩囟上及手足心，甚辟寒风"。明代太医龚云林著有小儿推拿专著。

　　时下，各种小儿推拿书籍的出版和各类"妈妈培训班"的开展以及新媒体的应用，小儿推拿为越来越多的人们所了解。但不可否认的是，其间有些并无教学和临床资质的人士参与往往使小儿推拿被曲解和误导，这是必须加以注意和克服的。

《常见小儿病的推拿预防和养护》一书的编写,旨在正确阐述小儿推拿的方法和应用,指导小儿家长对小儿一些常见病不要过多依赖针药,自己在日常生活中为小儿做一些保健和简单的推拿方法,达到增强儿童体质、提高防病能力的目的。在此需要说明的是,小儿推拿是一门中医学科,不要简单地认为一看便知、一学就会,一旦小儿有病还是要在医生专业指导下进行为妥,以免贻误病情。

海派儿科推拿传人,本书执行主编陈志伟副主任,身为小儿推拿专家,兢兢业业,刻苦钻研,具有丰富的临床经验。其余参与者也均为青年才俊,学历均为硕士以上,热爱小儿推拿,对专业甚有心得。他们年富力强,具有创新精神。在编写中遵循"治未病"和"治病必求其本"的思想,反映海派儿科推拿的学术思想和特点,力求达到准确性、实用性、针对性、权威性和可操作性。不足之处,尚求读者指正,让我们一起为小儿健康事业作出努力。

金义成

Contents

目　录

第一章
绪 论

　　婴幼儿时期是小儿发病率最高的时期,由于此阶段小儿身体抵抗力差、免疫力低,会受到各种疾病的侵害,尤其是各种常见病如感冒、发热、咳嗽、腹泻、便秘、厌食等,都是小儿的高发疾病。因此,小儿疾病的预防和养护是一个让父母十分关心的问题。

　　小儿推拿具有安全、有效、无毒副作用的特点,同时又具有预防保健的功效。家长可以学习一些简单的小儿推拿方法,在专业人士的指导下自行给小儿作保健推拿,既可以辅助治疗,缩短病程,又能促进小儿的康复,对小儿的健康成长具有重要意义。

第一节　小儿推拿保健的发展简史

　　推拿,古称"按摩"、"按跷"、"乔摩"等,是一种古老的医治疾病的方法。推拿的产生,可能源于人类本能的自我防护。当他们发生损伤和病痛时,会不自觉地用手抚摸、拍打伤痛局部及其周围部位,来减轻病痛,并不断地积累经验,逐渐由自发的本能行为发展到自觉的医疗行为,再经过不断地总结、提高,形成了古代的推拿医术。

　　远在春秋战国时期,推拿治疗就广泛应用于医疗实践。由于推拿具有无痛苦、无毒副作用的特点,其在小儿疾病的防治和

沪上中医名家养生保健指南丛书

保健方面也具有优势。汉朝的《五十二病方》里第一次提到了小儿推拿;葛洪在《肘后救卒方》中记载"拈取其脊骨皮,深取痛引之,从龟尾至顶乃止,未愈更为之"。"拈取其脊骨皮,深取痛引之"的方法,可谓是最早的捏脊法;《千金方》作者孙思邈尤推崇按摩疗法应用于小儿疾病,认为小儿"鼻塞不通有涕出""夜啼""腹胀满""不能哺乳"等病证,都可用按摩治疗。孙思邈还在《千金要方》中指出:"小儿虽无病,早起常以膏摩囟上及手足心,甚辟寒风。"即运用膏摩避风寒的小儿保健护理法。

用推拿方法防治小儿疾病虽早有记载,但形成独立体系约在明代。在当时有很多这方面的经验总结及专著。我国现存最早的推拿专著《按摩经》(又称《小儿按摩经》)被收录于杨继洲的《针灸大成》(1601 年)一书中,为四明陈氏在前人的基础上,从理论和实践两方面对小儿推拿的总结。《小儿推拿方脉活婴秘旨全书》又名《小儿推拿秘旨》和《小儿推拿方脉全书》,系太医龚云林撰著。该书刊于万历三十二年(1604 年),是流传最早的单行本。其中内容除一部分取材于钱乙的《小儿药证直诀》外,其余都是作者的经验和见解的记录。全书分两卷,卷一所述以推拿治法为主;卷二主要为药物治疗。《小儿推拿秘诀》又名《推拿仙术》,为周于蕃所撰,完成于万历三十三年(1605 年)。书中详细介绍了"身中十二拿法"的穴位和功效,并绘有周身穴图,在治疗部分则介绍了用葱姜汤推、用艾绒敷脐、用葱捣细捏成饼敷穴位等法。

清代为小儿推拿发展的鼎盛时期,主要表现在有关著作频繁增多和诊疗水平日益提高。相继出现如熊应雄的《小儿推拿广意》、张振鋆的《厘正按摩要术》、骆如龙的《幼科推拿秘书》、钱怀邨的《小儿推拿直录》、夏云集的《保赤推拿法》等著作,都是小儿推拿实践和理论的总结。小儿推拿疗法在长期的发展中也逐渐形成了很多各有特色的流派。

到了现代,由于国家的重视和中医政策的贯彻及中医推拿的进展,小儿推拿也有了很大发展。随着实践经验的总结,其治疗范围不断扩大,包括初生儿疾病、传染病、内科、外科、五官科、骨伤科、杂病等近百种,并对许多病症的治疗取得令人满意的效果。

当前,应用现代科学手段研究小儿推拿的工作正在不断地开展和深入。通过科学研究,不仅令人信服地证实小儿推拿的防治效果,还对小儿推拿的原理进行了探索。有临床研究表明,小儿推拿通过穴位补泻及脘腹部的直接操作,能调节胃肠蠕动,改善胃肠道血液循环和淋巴回流,加速消化液分泌,促使炎症消散,利于组织恢复;有实验表明,捏脊能使大脑皮质自主神经活动得以改善,使消化液、消化酶分泌增加,血清蛋白存留率增高,活跃造血功能,并能调节机体酶活力,改善小肠吸收功等;另有研究表明,推拿能够提高机体的抗菌能力和免疫功能。推拿治疗方法不使用药物,又能够起到用药的效果,有时比用药起效还快、疗效还好,没有药物的不良反应,又解决了小儿服药困难的难题。

当今人类健康理念正逐渐向中医"治未病"的诊疗思想转变,人们的健康需求更注重生存质量。小儿保健已由单一保健转向保健与临床结合,由原来的单一躯体保健模式扩展为生物-心理-社会三维保健模式。中医学"以人为本""天人相应""形神统一"的健康观念以及"治未病"的主导思想和养生保健方法能够更好地适应这种健康需求的转变。随着"治未病"理念推广与普及,小儿保健推拿将会有更大的发展空间和发展潜力。

第二节 小儿的生理病理学特点

一、小儿生理特点

小儿具有脏腑娇嫩、形气未充和生机蓬勃、发育迅速的生理特点。

脏腑是指五脏六腑;形是指形体结构,即四肢百骸、精血津液;气是指生理活动功能,诸如肺气、脾气、肾气等。

小儿出生后,机体各器官的形体发育和生理功能都尚未成熟和完善,脏腑的形气相对表现不足,其中以肺、脾、肾三脏尤为突出。

小儿机体生长发育迅猛,营养物质的需求相对较大,而脾胃尚未健壮,加之运化负担又重,因而"脾常不足"就显得更加突出。

小儿的生长发育、抗病能力等均与肾有关,正常小儿能否健康成长,与肾气的盛衰相关。而小儿时期肾的功能和作用相对不足,所以具有"肾常不足"的特点。

肺为清虚之体,既易于受邪,又不耐寒热,故称为"娇脏"。小儿脾常不足又往往导致肺气弱,而为"肺常不足"。

因此,中医学依此提出了"稚阴稚阳"的观点,认为小儿"稚阳未充,稚阴未长",无论在物质基础和生理功能方面都是幼稚和不完全的,是处在不断生长发育过程之中。

另一方面,"儿之初生,如木方萌",小儿生长发育旺盛,年龄越小,速度越快,无论在形体增长方面还是功能活动方面均不断趋向完善。历代医家据此提出"纯阳"一说,认为小儿生机旺盛,发育生长迅速,对水谷精气需要迫切,常见之为"阴之不足,阳之有余"。

二、小儿病理特点

小儿的病理特点为发病容易、传变迅速和脏气清灵、易趋康复两个方面。

小儿由于体质和功能均较脆弱,抗病能力差,加上小儿寒暖不能自调,饮食不能自节,外易为六淫所侵,内易为饮食所伤,故在临床发病方面,以肺、脾二脏疾患为多,而出现时行病及咳嗽、感冒、呕吐、泄泻、疳积等病症。若小儿肾虚无以资助他脏,脾虚不能滋养肾精,小儿生长发育受其影响,甚至出现解颅、五迟、五软等发育迟缓之症状。

同时,小儿病情变化迅速,具体表现为易虚、易实、易寒、易热,若调治不当,容易轻病变重、重病转危。

虽说小儿患病之后,易于传变,但由于小儿处于生机蓬勃、发育迅速的形势下,其生机旺盛、活力充沛,在疾病过程中,其组织再生和修补能力也是旺盛的,加之脏腑清灵、病因单纯,较少七情的影响,在患病之后,如能及时调治,则容易痊愈,较快恢复其生理功能。

第三节 小儿生长发育的特点

小儿生长发育包括体格的发育和语言动作的发育两个方面。一般以"生长"表示形体量的增长,"发育"表示功能活动的进展。生长发育是小儿时期不同于成人的最根本的特点。

小儿生长发育有一定的规律,如小儿生后2个月,能对别人的声音、笑貌有所反应,4、5个月能翻身,6个月能坐,7个月能爬,10个月能立等。《千金要方》中说:"生后六十日瞳子成,能咳笑和人;百日任脉成,能自反复;百八十日尻骨成,能独坐;二百一十日掌骨成,能匍匐;三百日髌骨成,能独立;三百六十日,膝骨成,能行。"

小儿的生长发育,在各个年龄阶段有着不同的特点。

胎儿期从受孕到分娩,约40周。孕期28周到出生7天止,则称为围产期。此期当注意养胎、护胎。

新生儿期从出生到28天。此期应注意寒暖调护。

婴儿期从出生28天到1周岁,亦称为乳儿。此期当加强护养,固真气,按时预防接种。

幼儿期从1~3周岁。此期要做好防护工作和幼儿的早期

沪上中医名家养生保健指南丛书

教育工作。

幼童期从 3～7 周岁,亦称学龄前期。此期应进一步做好保育工作和开展适应他们的文体活动。

儿童期从 7～12 周岁,亦称学龄期。此期学校和家庭注意配合,应重视对儿童德、智、体、美的教育。

小儿是否健康,可根据健康小儿生长发育规律而总结出来的生理常数进行衡量。

体重:小儿初生体重平均约为 3 公斤,其后的推算公式为:

1～6 个月:体重(克)＝3 000＋月龄×600

7～12 个月:体重(克)＝3 000＋月龄×500

1 岁以上:体重(千克)＝8＋年龄×2

在正常情况下,其波动范围不超过±10%。体重的测量当在清晨空腹排尿之后。

身长:小儿初生身长约 50 厘米,出生后第一年增长 25 厘米,第二年增长 10 厘米,2 岁以后可按以下公式推算:

身长＝周岁数×5＋75

测量时,3 岁以下可用卧位,3 岁以上可用立位。如身长低于正常的 30% 以上,要考虑侏儒症、克汀病、营养不良等。

头围:新生儿头围平均约 34 厘米,半年内约增长 8 厘米,后半年约增长 4 厘米,第二年又增长 2 厘米,5 岁以后接近成人。头围过小,常为脑发育不全所致的小头畸形;头围过大,可能为脑积水。

胸围:出生时胸围约 32 厘米,第一年约增长 12 厘米,第二年约增长 3 厘米。1 岁内胸围常小于头围,1 岁时胸围与头围几乎相等,2 岁后胸围大于头围。佝偻病和营养不良者胸围较小。

囟门:后囟关闭在出生后 2～4 个月(部分小儿在出生时已关闭);前囟(位于顶骨与额骨之间,呈菱形)关闭时间在出生后 12～18 个月。囟门早闭,头围明显小于正常者,为小头畸形;囟门晚闭,头围大于正常者,多见于佝偻病或脑积水。

牙齿:小儿出生后5～10个月开始出乳牙。如出牙过晚,多见于佝偻病。一般1岁时出8个牙,1岁以后出上下左右第一乳磨牙,1岁半出尖牙,2岁出第二乳磨牙,于20～30个月出齐20颗乳牙。6～7岁开始换为恒齿,并长出第一恒磨牙,12岁以后长出第二恒磨牙,12～15岁长满28颗恒齿,17～18岁长出第三恒磨牙(又称智齿,也有始终不出者)。6～24个月正常小儿的牙齿数,可用下列公式计算:

牙齿数 = 月龄 - 4(或6)

呼吸:1～3个月45～40次/分,4～6个月40～35次/分,6～12个月35～30次/分,1～3岁30～25次/分。

脉搏:新生儿～1岁160～150次/分,1～3岁120～100次/分,3～5岁110～90次/分,5～7岁100～80次/分,7～12岁90～70次/分。

血压:1岁以上小儿收缩压可按年龄×2+80(毫米汞柱)来计算,舒张压为收缩压的1/2～1/3。

动作的发育方面:一般在1个月睡醒后能作伸欠动作,2个月俯卧时开始抬起头来,3～4个月俯卧时能抬起前半身,6个月能翻身,7个月能独坐,9个月会爬并能扶栏杆站立,1岁时能独自站立并能在挽其一只手时行走,1岁半左右能独自行走,以后随年龄的增长而能登梯、跳跃。其动作的发育为逐渐有力、精细和准确,如在5个月时眼和手的动作取得协调,9～10个月时拇指和食指能拈取细小物件,15个月后动作更为细巧准确。

语言的发音方面:一般在4个月会笑,5～6个月能发单音,7～8个月能发出复音,10个月以上能发比较复杂词意,1岁以后能说日常简单用语,2岁以后能简单交谈,4～5岁能用完整的语句表达意思,7岁以上能较好掌握语言。

古代医家曾根据小儿生长发育的特点,提出"变蒸"之说,认为"三十二日为一变,六十四日为一蒸"。"变"是指变其情志,发其聪明;"蒸"是指蒸其血脉,长其百骸,以说明小儿"骨脉""五脏六腑""神智"都处于不断变化和蒸蒸日上的全面发展的时期。

第四节　常用推拿手法

小儿推拿手法是指用于推拿疗法的手的特定技巧动作。

小儿推拿手法是以手的动作为基础,如按、摩、推、揉等。但又不等同于人们日常生活中一般的、简单的、随意的动作;它是有特定要求的动作,需经规范地训练,从而熟能生巧。因此,要很好地进行手法的练习。

有些小儿推拿手法与成人推拿手法相类同,但与成人手法的要求有所不同。小儿具有脏腑娇嫩,腠理疏松,神气怯弱的生理特点,因此其手法特别强调轻快柔和,平稳着实,要求做到"轻而不浮,快而不乱,慢而不断,重而不滞"。小儿推拿与成人推拿相比,有时仅用某类手法中的一二种,如成人手法中的按法有指按、掌按、肘按等,小儿临床中则多用指按,不用肘按;有的手法为小儿推拿所特有,如旋推法、直推法,成人推拿一般不用或少用。

小儿推拿手法有一二十种,常用的有"小儿推拿八法"及捏、拿、捻、擦等。小儿推拿八法是指"按、摩、掐、揉、推、运、搓、摇",这种提法首见于《厘正按摩要术》。海派儿科推拿则将一指禅推和㨰法、擦法运用到小儿推拿的临床治疗中,并将小儿推拿手法总结为以"按、摩、捏、揉、推、拿、搓、摇、㨰、擦"为主的"推拿十法"。

小儿推拿手法操作的时间,一般以推法、揉法、运法、摩法操作时间长而次数多,而按法、拿法、捏法次数宜少,掐法则重、快、少,在掐后常继用揉法。

在临床应用上,其处方名是将小儿推拿手法与具体穴位结合在一起称谓。例如,补脾经、补肺经(用旋推法施于脾经、肺经),清脾经、清肺经(用直推法施于脾经、肺经),揉一窝风(用揉法施于一窝风穴),掐人中(用掐法施于人中穴)等等。

在手法操作的顺序上,按照取穴及部位,一般是从上而下、自前而后、先头面、次上肢、再次胸腹及下肢正面、最后腰背及下肢背面;二是先重点、后一般;三是先一般、后重点。对于如掐、捏等一些刺激较强的手法,一般应放在最后操作,以免因刺激过强使患儿哭闹而影响治疗。

由于许多小儿推拿手法是直接接触小儿皮肤的,因此在手法操作时常用一些介质,如滑石粉、薄荷汁、冬青膏等。用介质不仅有润滑皮肤、防止小儿皮肤破损的作用,还有助于提高疗效。

一、按法

是指用手指或掌按压一定部位或穴位,逐渐用力深压,按而留之,称为按法。常与揉法结合运用,组成"按揉"复合手法(图1-1)。

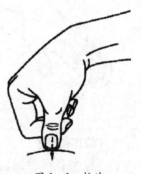

图1-1 按法

【动作要领】

(1) 拇指按法:以拇指螺纹面或拇指端置于施术部位或穴位上,余四指握拳,并伸直拇指,做与施术部位相垂直的按压。

(2) 中指按法:以中指指端置于施术部位或穴位上,余四指握拳,并伸直中指,做与施术部位相垂直的按压。

(3) 掌按法:用掌心着力,按压时腕关节背屈,垂直用力,忌用双掌重叠按法。

(4) 操作时用力宜由轻到重,稳而持续,使刺激充分达到机体组织的深部,不可突施暴力。按压的用力方向多为垂直向下或与受力面相垂直。

【临床应用】

按法是一种刺激较强的手法,常与揉法结合应用,组成

"按揉法"的复合手法。指按法接触面积小为"以指代针"之法,适合全身穴位,如按膊阳池、按揉脊柱等。中指按天突时随小儿呼吸出入,以豁痰、催吐、利尿。掌按法面积较大,多用于胸背部。

二、摩法

用食、中、无名指指面或手掌掌面附着于一定部位上,以腕关节连同前臂做环形的有节律的抚摩,称为摩法(图1-2)。

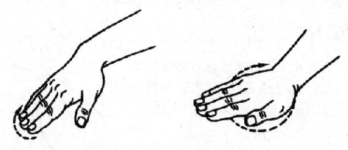

图1-2　摩法

【动作要领】

(1) 肘关节微屈,腕部放松,指掌自然伸直。

(2) 指掌着力部分要随着腕关节连同前臂做盘旋活动,用劲要自然。

(3) 摩动时速度、压力宜均匀。摩动的速度不宜过快或过慢,压力不宜过轻或过重。摩法每分钟120次左右。指摩稍轻快,掌摩稍重缓。《圣济总录》有:"摩法不宜急,不宜缓,不宜轻,不宜重,以中和之意施之。"

【临床应用】

摩法刺激轻柔缓和,是胸腹、胁肋部常用手法。用以治疗脘腹疼痛,食积胀满,气滞及胸胁迸伤等症。具有和中理气,消积导滞,调节肠胃蠕动的功能。应用时可配合药物进行药摩。此外,还可用于腰背及肌肉肿胀处,以消肿止痛。

三、推法

推法包括直推、旋推、分推、合推、运推、一指禅推法6种,在此介绍以下4种。

(一) 直推法

用拇指桡侧缘或螺纹面,或食中指螺纹面在穴位上做单方向直线推动,称直推法(图1-3)。

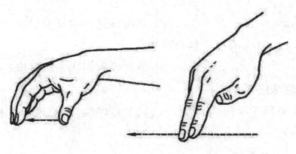

图1-3　直推法

【动作要领】

(1) 直推时,手握拳,伸直拇指或食、中二指。

(2) 肩、肘、腕关节放松,用拇指做直推法时主要靠拇指的内收和外展活动,用食、中指做推法时主要靠肘关节的屈伸活动。

(3) 推时可根据需要用双手或单手,可向上、向下推动,宜做直线推动,不宜歪斜。

(4) 推法用力较揉法轻,是在表皮进行操作,不要推挤皮下组织。

(5) 直推的速度较快,每分钟为250～300次。

(6) 直推法与其他几种推法,在施术时均应用手指蘸取介质。蘸取介质时要干湿得宜,过干过湿均为不宜。

【临床应用】

直推法是小儿推拿常用的手法,常用于"线"状穴位的操作,如开天门、推三关、推大肠、推脊等。临床中一般以直推为清法。

(二) 旋推法

以右手拇指螺纹面在穴位上做顺时针方向旋转推摩,称旋推法(图1-4)。

【动作要领】

(1) 旋推法犹如用单指做摩法,不得带动皮下组织。

(2) 其操作速度较直推法慢,约每分钟200次。

(3) 推时仅靠拇指做小幅度运动。

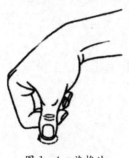

图1-4 旋推法

【临床应用】

主要用于手部的"面状"穴位,如旋推脾经、旋推肾经等。临床中旋推一般作为补法。

(三) 分推法

用两手拇指桡侧缘或螺纹面,或食、中指螺纹面,自穴位中间向两旁做分向推动;或做"∧"形推动,称分推法,又称分法(图1-5)。

【动作要领】

(1) 该法多用于面穴、线穴及平面部位穴位的操作。

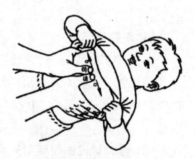

图1-5 分推法

(2) 向两旁分推时,动作应轻快,不要重推如抹法,也不要重按如捺法。

(3) 分推时可做直线推动,也可顺体表做弧形推动。

(4) 向两旁分推如直线时,速度较快,幅度较小,每分钟250～300次;分推如弧线时,则速度稍慢,幅度较大,约每分钟200次。

【临床应用】

本法轻快柔和，能分利气血。适用于坎宫、大横纹、璇玑、腹、肺俞等，因向左右分向推动，故又称分阴阳，如分额阴阳、分胸阴阳、分腹阴阳、分腕阴阳、分背阴阳等。

（四）合推法

以两手拇指螺纹面自穴位两旁向穴中推动合拢，称合推法，又称为合法、和法（图1-6）。

【动作要领】

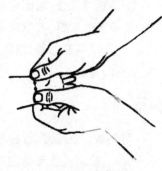

图1-6　合推法

（1）与分推法相似，其操作方向与分推法相反，且只有直线推动，无弧形推动。每分钟250～300次。

（2）合推法动作幅度小，推时不要向中间挤拢皮肤。

【临床应用】

该法临床应用较少，仅用于合推大横纹的治疗，有和理气血等作用。

四、拿法

用大拇指和食、中二指，或用大拇指与其余四指相对用力，提拿一定部位、穴位和经筋，进行一紧一松的拿捏，称为拿法（图1-7）。另外，用双手拇指指端对称用力按压某部位或穴位；或用一手拇指与食指指端对称用力按压某穴位或部位；或用中指指端扣拨某穴位或部位的方法，都称拿法。

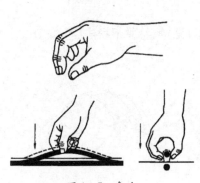

图1-7　拿法

沪上中医名家养生保健指南丛书

【动作要领】

（1）拿法动作要缓和而有连贯性，不要断断续续。

（2）操作时用力要由轻到重，不可突然用力。

【临床应用】

拿法刺激较强，常配合其他手法使用于颈项、肩部、四肢和肌肉较丰满的穴位、部位或经筋处。多用于治疗发汗解表、止惊定搐，如治疗风寒感冒、惊风等。常用的有拿肩井、拿风池、拿委中、拿承山等。

五、揉法

用手掌大鱼际、掌根或手指螺纹面等部位，吸定于一定部位或穴位上，做轻柔缓和的回旋揉动，称揉法。

【动作要领】

手腕放松，以腕关节连动前臂一起做回旋活动。腕部活动幅度可逐步扩大，动作要轻柔。操作时所施压力要适中，以受术者感到舒适为度。揉动时要带动皮下组织一起运动，动作灵活而有节律性。一般每分钟 120～160 次。

（一）鱼际揉法

以手掌大鱼际部着力于施术部位上做揉法的，称鱼际揉法（图 1-8）。

（二）掌根揉法

以掌根置于施术部位上做揉法的，称掌根揉法（图 1-9）。

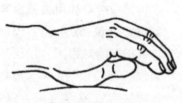

图 1-8　鱼际揉法

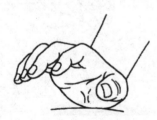

图 1-9　掌根揉法

(三) 指揉法

以手指螺纹面着力于施术部位或穴位上做揉法的,称指揉法。仅用拇指或中指螺纹面做揉法者,称单指揉;用食、中二指同时揉一处或分揉两穴者,称双指揉;用食、中、无名指三指同时揉一处或分揉三穴者,称三指揉(图 1 - 10)。

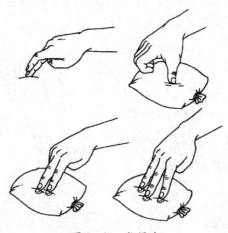

图 1 - 10　指揉法

双指揉和三指揉法是在指揉法的基础上变化的方法,既能缩短治疗时间,又能取得预期效果。

【临床应用】

揉法轻柔缓和,刺激量小,适于全身各部,常用于脘腹胀痛、胸闷胁痛、便秘及泄泻等胃肠道疾患,以及因外伤引起的红肿疼痛等症。具有宽胸理气,消积导滞,活血祛瘀,消肿止痛的作用。

鱼际揉常用于面部,单指揉常用于全身各部位和穴位,双指揉和三指揉常用于胸腹腰背部,如揉乳根、乳旁,揉双侧背俞穴,揉脐,揉天枢等;掌揉常用于脘腹,如揉中脘、揉脐等。

六、捏法

用拇指和其他手指捏拿施术部位的肌肤,称为捏法。

捏法常用于脊柱,称捏脊。有两种方法:一种是三指捏法,是用拇指挠侧缘顶住皮肤,食、中二指前按,三指同时用力提拿肌肤,双手交替捻动向前推进,并用力提拿。这种方法古称"拈法",早在晋代葛洪的《肘后备急方》中就有"拈取其脊骨皮"的说法,在民间又称翻皮肤(图1-11);另一种是二指捏法,是将食指屈曲,用食指中节挠侧顶住皮肤,拇指前按,两指同时用力提拿肌肤,双手交替捻动向前推行(1-12)。

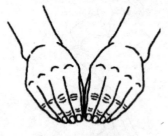
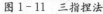

图1-11　三指捏法

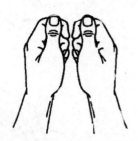

图1-12　二指捏法

【动作要领】

(1) 提拿肌肤不宜过多,但也不宜过少。过多则不宜向前推动,过少则皮肤较痛且容易滑脱。

(2) 提拿时手法不宜过重,但也不宜过轻。过重则手法欠灵活,过轻则不易"得气"。

(3) 捏拿时不要拧转皮肤。

(4) 操作时,当先捏肌肤、次提拿、次捻动、次推动,动作要相当协调。

【临床应用】

捏法主要用于背脊部,故称捏脊,又因主治疳积,又称捏积。

该法能够通调脏腑、强健身体和防治多种病症,因而作为一种疗法已经广泛应用。通常在应用时由下向上而行。先捏脊3遍,第四遍时要行"捏三提一法",即每捏3次,向上提拿1次,最后按捏相应背俞穴。

七、搓法

用双手掌面夹住一定部位，相对用力做快速搓转或搓摩，并同时做上下往返移动，称为搓法（图1-13）。或用双掌面小鱼际夹住某部位做搓揉，或用单掌贴于某部位做单向摩挲，也有以手指指面在小儿经穴上往来摩挲称之为搓的。

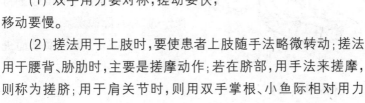

图1-13　搓法

【动作要领】

（1）双手用力要对称，搓动要快，移动要慢。

（2）搓法用于上肢时，要使患者上肢随手法略微转动；搓法用于腰背、胁肋时，主要是搓摩动作；若在脐部，用手法来搓摩，则称为搓脐；用于肩关节时，则用双手掌根、小鱼际相对用力搓揉。

【临床应用】

腰背、胁肋常用搓摩法，肩周常用搓揉法，四肢部常用搓转法。具有调和气血，舒筋通脉，放松肌肉的作用。

八、捣法

用中指指端或食、中指屈曲的指间关节，做有节奏的叩击穴位的方法，称捣法（图1-14）。

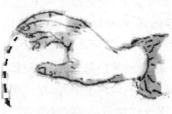

图1-14　捣法

【动作要领】

（1）操作时肩肘关节要自然放松，以腕关节屈伸为主动。

（2）捣击时穴位要准确，用力宜稳。

沪上中医名家养生保健指南丛书

【临床应用】

本法相当于"指击法",或相当于"点法"中轻手法一类。常用于点状穴,如捣小天心等以安神宁志。

九、擦法

用手掌面、鱼际或食、中、无名指着力于施术部位,进行直线来回摩擦运动,称为擦法。分为指擦法、鱼际擦法和掌擦法。

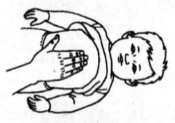

图 1－15　指擦法

(1) 指擦法:以食、中、无名指螺纹面进行操作的,称指擦法(图 1－15)。

(2) 鱼际擦法:用鱼际进行操作的,称鱼际擦法。

(3) 掌擦法:用手掌掌面进行操作的,称掌擦法。

【动作要领】

(1) 擦时不论是上下方向或左右方向,都应直线往返,不可歪斜;往返距离应尽力拉长。

(2) 着力部分要紧贴皮肤,压力要适度,以免擦破皮肤。

(3) 用力要稳,动作要均匀连续。擦法产生的热量应以透热为度。呼吸自然,不可屏气。一般每分钟 100～120 次。

【临床应用】

擦法是一种柔和温热的刺激,具有温经通络,行气活血,消肿止痛,健脾和胃,提高局部体温,扩张血管,加速血液和淋巴液循环的作用。其中掌擦法温热度较低,多用于胸胁及腹部,对于脾胃虚寒引起的脘腹疼痛及消化不良等症,常用本法治疗;小鱼际擦法的温热度较高,多用于肩背、腰臀及下肢部,如风湿酸痛、肢体麻木、伤筋等常用本法;大鱼际擦法的温热度中等,在胸腹、腰背、四肢等均可应用,适宜于治疗外伤红肿、疼痛剧烈者。3种方法可以配合变化使用,不必拘泥。

擦法使用时要注意：①治疗部位要暴露，并涂些润滑油，既可防止擦破皮肤，又可增高局部温度；②擦法使用后，不要在该部位再用其他手法，否则容易引起破皮。所以，一般在治疗最后使用擦法。

十、掐法

用指甲按刺穴位，称掐法（图 1 - 16）。

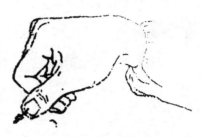

图 1 - 16 掐法

【动作要领】

（1）手握空拳，拇指伸直，紧贴于食指桡侧。

（2）要垂直用力按压掐刺，并逐渐用力，达深透为止；注意不要抠动而掐破皮肤。

（3）本法操作时掐后轻揉局部，以缓解不适之感，故临床上常与揉法配合应用，称掐揉法。

【临床应用】

掐法是强刺激手法之一。本法适用点状穴位，为"以指代针"之法，以救治小儿急性病症，如掐人中、掐十王、掐老龙等。具有醒脑开窍，镇惊息风的作用。

十一、运法

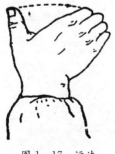

图 1 - 17 运法

以拇指或中指螺纹面在穴位上由此往彼做弧形或环形推动，称运法（图 1 - 17），又称运推法。

【动作要领】

（1）运法宜轻不宜重，应在体表推动，不带动皮下组织。

（2）宜缓不宜急，一般每分钟80～120次为宜。

【临床应用】

运法是小儿推拿手法中最轻的一种,常用于点状穴、面状穴、线状穴等小儿头面及手部特定穴的操作。具有理气和血,舒筋活络作用。另外,运法又指双手协同操作摇动关节,如运抖肘。

十二、 捻法

用拇、食指螺纹面捏住一定部位,做对称的用力搓转动,称为捻法(图 1 - 18)。

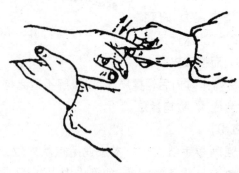

图 1 - 18 捻法

【动作要领】

捻动时要灵活快速,用劲不可呆滞。

【临床应用】

一般适用于四肢小关节。具有滑利关节,消肿止痛作用,常配合其他手法,治疗指(趾)间关节的疼痛、肿胀或屈伸不利。

十三、 刮法

用汤勺或钱币的光滑边缘,或用拇指外侧(桡侧)缘,紧贴皮肤,由上而下或向两旁用力移动的方法,称为刮法(图 1 - 19)。

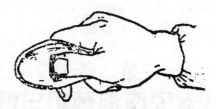

图1-19　刮法

【动作要领】

(1) 刮时要紧贴皮肤用力。

(2) 刮至皮下充血,皮肤见紫红色即可。

【临床应用】

该手法刺激较重,用时可隔一层绸绢或蘸取油类进行,以防破皮。常用于眉心、颈项、胸背肋间、肘弯、膝弯等处。多用于散发郁热,治疗痧证。

至于前面提到的一指禅推法和搓法,一般初习者不易掌握,在此就不一一介绍。

第二章
小儿常见病的预防与养护

 第一节　呼吸系统病症

一、发热

(一) 疾病概述

发热是指体温的异常增高,是小儿的一种常见病,鉴于其生理病理特点,很多急性和慢性病都可出现发热。由于小儿体质的不同,病情的变化往往比较复杂,必须结合时令、气候和症候表现的差异加以辨别和处理。正常小儿每日体温可有波动,当超过基础体温1℃时,可认为发热(测体温应在活动后半小时,进食后1小时为准)。

目前临床常采用的治疗方法主要有退热药以及抗生素等药物治疗,小儿接受程度较低。若不明原因发热及反复发热,应做常规辅助检查,查明发热原因进行治疗。如仅为单纯性发热(体温<38.5℃),或者结合药物治疗时,家长可采用以下保健操作手法进行退热治疗。

(二) 推拿保健

1. 常规推拿法

(1) 开天门:开天门50次,用双手拇指螺纹面,自小儿眉心交替向上推至前发际边缘(图2-1)。

(2) 推坎宫:推坎宫50次,用双手拇指螺纹面,自小儿眉心沿眉毛向两旁至眉梢直推(图2-2)。

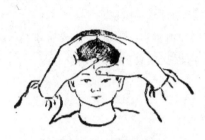

图2-1　开天门

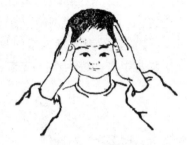

图2-2　推坎宫

(3) 揉太阳:揉太阳50次,用拇指或中指指端按揉眉梢后太阳穴处(图2-3)。

(4) 清肺经:清肺经100次,用拇指螺纹面着力,自小儿无名指端推向指节处(图2-4)。

(5) 清天河水:清天河水300次,用拇指螺纹面或食、中指螺纹面着力,自小儿腕横纹推向肘横纹(图2-5)。

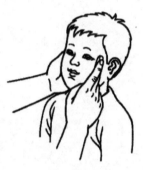

图2-3　揉太阳

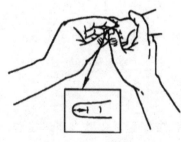

图2-4　清肺经

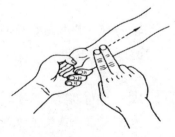

图2-5　清天河水

沪上中医名家养生保健指南丛书

2. 对症治疗

(1) 小儿有明显怕冷,但不出汗。

1) 推三关:推三关300次,用拇指螺纹面或食、中指螺纹面着力,自小儿腕横纹桡侧端沿前臂推向肘横纹外侧端(图2-6)。

2) 揉二扇门:揉二扇门50次,用食、中指螺纹面按揉掌背食指与中指,以及中指与无名指指根交接处(图2-7)。

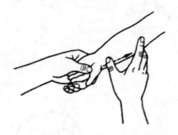

图2-6 推三关

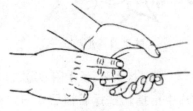

图2-7 揉二扇门

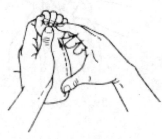

图2-8 推六腑

(2) 小儿舌红咽痛,高热不退。

推六腑:推六腑300次,用拇指螺纹面或食、中指螺纹面着力,自小儿的肘横纹内侧端沿前臂推向腕横纹尺侧端(图2-8)。

3. 介质 可采用葱姜水或者清水。

4. 疗程 若小儿高热不退,每日推拿2~3次方可见效。

(三) 其他保健

1. 灸法

取穴:大椎、肺俞、神阙。

方法:用艾条或灸盒做温和灸,艾条距离皮肤3厘米左右,每穴5~10分钟,每日艾灸1~2次。治疗2次后观察疗效(手持艾条时,务必注意防止艾灰掉落烫伤小儿皮肤)。

功效:发汗退热。

2. 穴位敷贴

取穴:涌泉(双侧)、曲池(双侧)。

方法:附子粉或吴茱萸粉加姜汁调成饼状敷贴,每日 1～2 次,每次 20 分钟。治疗 5 次后观察疗效。

功效:温中散寒,引热下行。

3. 耳穴贴压

取穴:耳尖、热穴、皮质下。

方法:王不留行子贴于一侧耳穴,按压至发热为度,每日按压 2 次,双耳交替,每 2 日换药 1 次。

功效:辅助退热,巩固疗效。

(四) 家庭养护

(1) 温水擦浴:水温 32～34℃,擦拭时间 10 分钟以上,重点擦拭皮肤褶皱处,如颈部、腋下、肘部等。

(2) 将患儿置于阴凉处,居室通风,保持干爽。

(3) 忌长期使用抗生素治疗,以免引起小儿肠道菌群紊乱。

(4) 增强小儿体质,注意防暑降温。

(五) 饮食调护

(1) 多饮温水,以助发汗,并防止脱水。

(2) 饮食以清淡易消化为主,水果以西瓜汁、橙汁等为主,不宜食用滋腻厚味及热性水果。

(3) 食疗辅助治疗。

1) 双花饮

组成:金银花 10 克,菊花 10 克。

制作:加水煮 15 分钟,取汁当茶饮。

功效:清热解毒。

2) 冬瓜荷叶汤

组成:冬瓜 250 克,荷叶 1 张。

制作:冬瓜连皮切块,荷叶切碎,加水煮汤。

功效:清热解毒,消渴除烦。

3) 生姜红糖粥

组成:生姜3片,红糖12克,粳米50克。

制作:粳米加水煮成粥,加入红糖、姜末略煮即可。

功效:发汗祛风。

二、咳嗽

(一) 疾病概述

咳嗽是儿科最为常见的肺系证候之一,四季均可发病,尤以冬春季为多。小儿咳嗽虽多涉及它脏,但仍以肺脏为主,若肺气宣降功能失调,气逆痰动则产生咳嗽。现代医学认为咳嗽是人体为了排除呼吸道异物的反射性保护措施,多种疾病均可引起咳嗽,发病可急可缓。

如小儿着凉,有过敏性体质或者平时体质较差,咳嗽反复迁延不愈,除配合医生进行药物治疗外,家长也可在家进行保健治疗。

(二) 推拿保健

1. 常规推拿法

(1) 清肺经:清肺经100次,用拇指螺纹面着力,自小儿无名指端推向指节处(见图2-4)。

(2) 按天突:按天突10次,用中指端着力按胸骨切迹上缘凹窝处的天突穴(图2-9)。

(3) 推揉膻中:推揉膻中150次,用中指端揉胸骨正中、两乳连线中点的膻中穴,再用食、中指端自胸骨切迹向下推至剑突(图2-10)。

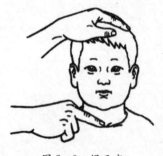

图2-9 揉天突

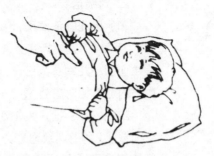

图 2-10　揉膻中

（4）推揉乳旁：推揉乳旁穴 20 次，用一指禅推或中指端揉乳头外旁开 2 分处（图 2-11）。

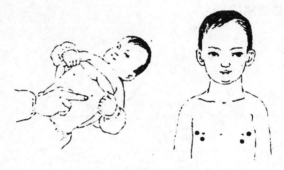

图 2-11　揉乳旁、乳根

（5）推揉乳根：推揉乳根穴 20 次，用一指禅推或中指端揉乳头下 2 分处（见图 2-11）。

（6）擦膻中：用食、中、无名指螺纹面着力沿胸骨柄上下摩擦，以擦热为度（见图 2-10）。

（7）擦肺俞：用食、中、无名指指面或小鱼际擦第 3 胸椎下旁开 1.5 寸处，擦至局部发热（图 2-12）。

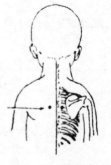

图 2-12　擦肺俞

沪上中医名家养生保健指南丛书

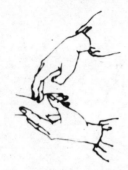

图 2-13 揉外劳宫

2. 对症治疗

（1）小儿咳痰清稀，怕冷无汗。

1）揉外劳宫：揉外劳宫 50 次，用中指螺纹面揉小儿掌背第三、四掌骨缝间凹陷中与内劳宫相对应处（图 2-13）。

2）推三关：推三关 100 次，用拇指螺纹面或食、中指螺纹面着力，自小儿腕横纹桡侧端沿前臂推向肘横纹外侧端（见图 2-6）。

（2）小儿久咳身热，食欲不振，形体消瘦。

1）补脾经：补脾经 300 次，用拇指螺纹面着力，在小儿拇指螺纹面做旋推（图 2-14）。

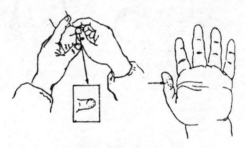

图 2-14 补脾经

2）补肾经：补肾经 300 次，用拇指螺纹面着力，在小儿小指螺纹面做旋推（图 2-15）。

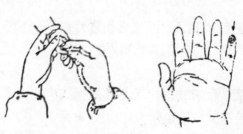

图 2-15 补肾经

3. **介质**　可采用冬青膏,尤其用于擦法时易产热,达到散寒止咳的目的。

4. **疗程**　每日 1 次,治疗 5 次观察疗效。

(三) 其他保健

1. 灸法

取穴:肺俞、风门、尺泽、合谷、天突。

方法:用艾条或灸盒做温和灸,艾条距离皮肤 3 厘米左右,每穴 5～10 分钟,每日艾灸 1～2 次。治疗 5 日后观察疗效(手持艾条时,务必注意防止艾灰掉落烫伤小儿皮肤)。

功效:平肺止咳。

2. 穴位敷贴

取穴:大椎、肺俞(双侧)。

方法:肉桂、丁香、附子研粉加凡士林膏制成饼敷贴,做成直径约为 1 厘米的药饼,用胶布固定在穴位上。根据患儿的耐受程度,每次贴 2 小时,每周 3 次,治疗 1 个月后观察疗效。本病尤以冬病夏治,可于每年三伏天时节敷贴,连续敷贴 2～3 年后观察疗效。

功效:通阳化气,止咳化痰。

3. 耳穴贴压

取穴:肺、气管、肾、三焦、皮质下。

方法:王不留行子贴于一侧耳穴,按压至发热为度,双耳交替,每 2 日换药 1 次。

功效:敛肺止咳,滋阴固肾。

(四) 家庭养护

(1) 根据季节变化,谨慎脱穿衣物,尤冬春两季。

(2) 小儿痰多不易咳出,可将其趴于家长腿部,臀高头低,用空心掌自小儿腰背部拍向胸背部,反复数次有助于小儿排痰。

(3) 小儿呕吐或便稀均可能为排痰现象,家长切勿盲目止吐、止泻。

沪上中医名家养生保健指南丛书

(4) 如小儿咳嗽严重,可让其置于充满蒸汽的浴室中5分钟,潮湿的空气有助于清除肺部黏液,平息咳嗽。

(五) 饮食调护

(1) 多喝温开水可使痰液变稀,缓解呼吸道黏膜紧张,促进痰液排出。

(2) 不宜喝冰酸奶、甜腻的饮料。忌食糖果、巧克力,以及花生等坚果类零食,以免生痰,刺激呼吸道,引起咳嗽。

(3) 食疗辅助治疗

1) 川贝炖梨

组成:梨1个,冰糖2~3粒,川贝粉3~6克。

制作:梨靠柄部横断切开,挖去核,放入冰糖、川贝,对拼后上锅蒸30分钟。

功效:润肺,止咳,化痰。

2) 红枣白果饮

组成:红枣3粒,白果3粒。

制作:红枣、白果加大半碗水,中火烧10分钟。临睡前服用。

功效:益气健脾,敛肺止咳。

哮喘

(一) 疾病概述

小儿哮喘是一种发作性的痰鸣气喘疾病,严重时可出现张口抬肩、呼吸困难、难以平卧等症状。喘是指呼吸时气息急促;哮是指声响,呼吸时喉中有哮鸣声。哮与喘虽是两个不同的证候,但密切关联,难以区分,故统称哮喘。

现代医学将哮喘病称为支气管哮喘,这是一种常见的呼吸道过敏性疾病。本病多见于4~5岁以上小儿,婴幼儿时期也可开始发病。小儿由于接触过敏原、情绪激动、身体疲劳、季节变化等均可引起发病。

中医保健治疗主要作用是提高哮喘小儿的体质,扶正祛邪。

尤其在夏季进行预防性保健治疗有助于降低小儿冬季哮喘的发病率,所谓"冬病夏治"。发病期间亦可配合药物治疗,起到缩短疗程、降低患儿痛苦的疗效。

(二) 推拿保健

1. 常规推拿法

(1) 清肺经:清肺经 100 次,用拇指螺纹面着力,自小儿无名(环)指端直推向指节处(见图 2－4)。

(2) 补脾经:补脾经 300 次,用拇指螺纹面着力,在小儿拇指螺纹面旋推(见图 2－14)。

(3) 按天突:按天突 10 次,用中指端着力,按小儿胸骨切迹上缘凹窝正中处(见图 2－9)。

(4) 揉膻中:揉膻中 50 次,用中指端着力,在小儿胸骨正中、两乳连线中点做揉法(见图 2－10)。

(5) 揉乳根、乳旁穴:揉乳根、乳旁穴 50 次,用食、中指端着力,分别在小儿乳下 2 分处及乳外旁 2 分处做揉法(见图 2－11)。

(6) 搓胁:搓胁 50 次,用双掌在小儿两腋下胁肋处,自上而下搓动(图 2－16)。

(7) 揉丹田:揉丹田 3～5 分钟,用掌根在小儿脐下 2 寸丹田穴部揉动(图 2－17)。

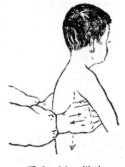

图 2－16　搓胁

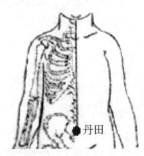

丹田

图 2－17　揉丹田

(8) 捏脊：捏脊 3～5 次，用拇指桡侧缘顶住皮肤，食、中二指前按，三指同时用力提拿肌肤，沿患儿脊柱，自下而上，双手交替捻动向前推行(图 2 - 18)。

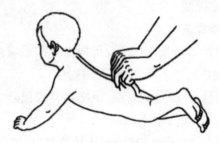

图 2 - 18　捏脊

(9) 推揉肺俞：推揉肺俞 300 次，一指禅推或指揉第 3 胸椎棘突下两侧旁开 1.5 寸处(见图 2 - 12)。

2. 介质　冬青膏、凡士林均可使用，偏寒喘使用冬青膏疗效更显著。

3. 疗程　每日 1 次，治疗 5 次后观察疗效。冬病夏治时可隔日治疗 1 次，治疗 10 次后观察疗效。

(三) 其他保健

1. 灸法

取穴：天突、膻中、定喘。

方法：痰稀色白，四肢不温用艾炷隔姜灸，每穴 3～5 壮；痰黄质黏，用雀啄灸，每穴灸 5～10 分钟。每日 1 次，6 日后观察疗效。

功效：化痰平喘。

2. 穴位敷贴

取穴：双侧肺俞、风门、定喘。

方法：将细辛、肉桂、白芥子研细末用凡士林调成糊状，做成直径约为 1 厘米的药饼，用胶布固定在穴位上。根据患儿的耐受程度，每次贴 2 小时，每周 3 次，治疗 1 个月后观察疗效。本病尤以冬病夏治,可于每年三伏天时节敷贴,连续敷贴 2～3 年后观察疗效。

功效:温化伏痰,扶助正气。

3. 耳穴贴压

取穴:平喘、肺、气管、支气管、内鼻。

方法:王不留行子用胶布贴于穴位,每周 2 次,双耳交替,重者双耳同贴,每日按压 3～4 次,每次 5～10 分钟。

功效:化痰平喘止咳。

(四) 家庭养护

(1) 查明过敏源,避免再次接触或摄入诱发疾病。

(2) 进行适当的体育锻炼和户外活动,游泳尤其佳,增强体质。

(3) 天气转冷时,注意颈部保暖,预防感冒。

(五) 饮食调护

(1) 饮食不宜过度,以清淡为主,不宜进食肥腻。

(2) 要禁食海腥发物,夏季禁食寒凉食物。

(3) 食疗辅助治疗。

1) 杏仁姜核桃

组成:生姜汁适量,南杏仁 15 克,核桃肉 30 克。

制作:以上成分捣烂加蜂蜜适量炖服。

功效:宣肺散寒,化痰平喘。

2) 防哮粥

组成:黄豆50克,玉竹 10 克,山药 15 克,黄芪 20 克,白梨 1 个。

制作:加水适量,煮熟黄豆,余汁150 毫升,每次 15 毫升,每日 3 次。

功效:健肺补脾。

沪上中医名家养生保健指南丛书

四、 反复呼吸道感染

(一) 疾病概述

反复呼吸道感染是指 1 年内发生上、下呼吸道感染的次数超出一定范围。上呼吸道感染包括鼻炎、咽炎、扁桃体炎;下呼吸道感染包括气管-支气管炎、毛细支气管炎及肺炎等。可伴有先天性心脏病、贫血、营养不良及维生素 D 缺乏性佝偻病等疾病史。本病为儿童常见病,任何年龄皆可发生,多见于 6 个月至6 岁的小儿,其中 1～3 岁的幼儿发生率最高。多发病于气候骤变及冬春季节。

小儿反复呼吸道感染易出现耐药性,多次用药后不能取得应有的疗效,更有甚者抗生素使用过于频繁,消化道菌群紊乱出现腹泻、便秘等并发症。而中医保健治疗着重于清肺止咳、温肾纳气,在小儿发病期以及缓解期均可采用,起到缓解疾病症状及预防保健的作用。

(二) 推拿保健

1. 常规推拿法

(1) 补脾经:补脾经 300 次,用拇指螺纹面着力,在小儿拇指螺纹面做旋推(见图 2 - 14)。

(2) 清肺经:清肺经 100 次,用拇指螺纹面着力,自小儿无名指端直推向指节处(见图 2 - 4)。

(3) 补肾经:补肾经 300 次,用拇指螺纹面着力,在小儿小指螺纹面做旋推(见图 2 - 15)。

(4) 推揉膻中:推揉膻中 150 次,用中指端揉胸骨正中、两乳连线中点的膻中穴,再用食、中指指端自胸骨切迹向下推至剑突(见图 2 - 10)。

(5) 擦肺俞:擦肺俞穴,用食、中、无名指指面或小鱼际擦第3 胸椎下旁开 1.5 寸处,擦至局部发热(见图 2 - 12)。

(6) 擦肾俞:擦肾俞穴,用食、中、无名指指面或小鱼际擦第

2 腰椎下旁开 1.5 寸处,擦至局部发热 (图 2 - 19)。

　　(7) 捏脊:捏脊 3～5 次,用拇指桡侧缘顶住皮肤,食、中二指前按,三指同时用力提拿肌肤,沿患儿脊柱,自下而上,双手交替捻动向前推行(见图 2 - 18)。

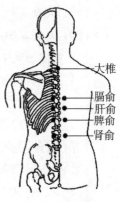

图 2 - 19　背俞诸穴

　　2. 介质　冬青膏、凡士林均可使用,冬季易发病者使用冬青膏疗效更显著。

　　3. 疗程　每日 1 次,治疗 5 次后观察疗效。

(三) 其他保健

1. 灸法

取穴:双侧肺俞、心俞、膈俞。

方法:用艾条或灸盒做温和灸,艾条距离皮肤 3 厘米左右,每穴 5～10 分钟,每日艾灸 1～2 次。治疗 5 日后观察疗效(手持艾条时,务必注意防止艾灰掉落烫伤小儿皮肤)。

功效:扶正固本,内病外治。

2. 穴位敷贴

取穴:双侧肺俞、心俞、膈俞。

方法:白芥子、延胡索、甘遂、细辛、肉桂各等份,将上药研细末备用,使用时加入凡士林调成膏状,做成直径约为 1 厘米的药饼,用胶布固定在穴位上。根据患儿的耐受程度,每次贴 2 小时,每周 3 次,治疗 1 个月后观察疗效。本病尤适于冬病夏治,可于每年三伏天时节敷贴,连续敷贴 2～3 年后观察疗效。

功效:扶正固本,内病外治。

3. 耳穴贴压

取穴:肺、气管、支气管、脾、胃、大肠。

方法:王不留行子贴于一侧耳穴,按压至发热为度,双耳交替,每 3 日换药 1 次。

沪上中医名家养生保健指南丛书

功效:发痰平喘,驱邪外出。

(四) 家庭养护

(1) 提倡母乳喂养,预防反复呼吸道感染。

(2) 生活有规律,保证充足睡眠和户外活动,有计划地参加锻炼。

(3) 注意口腔清洁,预防咽部感染。

(五) 饮食调护

(1) 平日多吃富含维生素、纤维素的食物,足量饮水。

(2) 少吃甜食、冷饮,少喝饮料,控制油炸食物,营养均衡。

(3) 食疗辅助治疗。

1) 玉屏汤

组成:瘦猪肉 30～60 克,黄芪 15 克,白术 15 克,甘草 5 克。

制作:猪肉切小碎粒状入油锅爆一下,余下药材煎汁约 150 毫升,加入肉中煮汤。

功效:敛汗固表,增强体质。

2) 百合花生粥

组成:百合干 20 克,花生仁 30 克,糯米 60～80 克。

制作:百合泡软,花生连皮煮熟,与糯米共煮粥。忌用铁锅,用搪瓷或砂锅煮为佳。每日 1～2 小碗。

功效:健脾化痰,滋阴润燥。

五、 夏季热

(一) 疾病概述

夏季热又称暑热症,多见于 1～2 岁的婴幼儿,临床以长期发热、口渴多饮、多尿、少汗为主要症状。其发病特点与气候有密切关系,每至炎夏季节,即出现原因不明的持续性长期发热,体温常在 38～40℃ 之间,气温越高,患儿体温也随之升高,而早晚气温低或天气转凉时,体温也随之下降。秋凉以后,多能自愈。有些患儿次年夏季可再发,甚至连续几年发病,但第二年的症状都较上一年为轻。本病在我国中部和南部地区较多见。

此病多与小儿体质有关,如先天禀赋不足或后天脾胃失调,发育营养较差,入夏后不耐高温,易患本病。中医保健治疗重在清暑解热,益气养阴。除清解患儿发热症状外,还能提高患儿自身抵抗力,缩短病程。

(二) 推拿保健

1. 常规推拿法

(1) 水底捞月:水底捞月 100 次,用左手拿小儿四指,掌心向上,用右手滴凉水于小儿劳宫处,用中指端蘸水由小指根推运起,经掌小横纹、坎宫至内劳宫,边推运边吹凉气(图 2 - 20)。

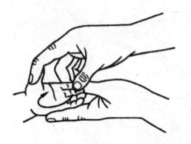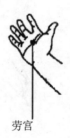

劳宫

图 2 - 20 水底捞月

(2) 清天河水:清天河水 300 次,用拇指螺纹面或食、中指螺纹面着力,自小儿腕横纹推向肘横纹(见图 2 - 5)。

(3) 推三关:推三关 100 次,用拇指螺纹面或食、中指螺纹面着力,自小儿腕横纹桡侧端沿前臂推向肘横纹外侧端(见图 2 - 6)。

(4) 推六腑:推六腑 100 次,用拇指螺纹面或食、中指螺纹面着力,自小儿肘横纹内侧端沿前臂推向腕横纹尺侧端(见图 2 - 8)。

(5) 推天柱骨:推天柱骨 300 次,用拇指或食、中指螺纹面着力,自颈后发际正中向下直推至大椎穴(图 2 - 21)。

沪上中医名家养生保健指南丛书

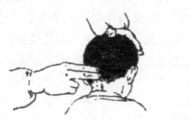
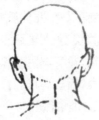

图 2-21 推天柱骨

(6) 推脊:推脊 300 次,用食、中二指指面着力,自小儿大椎穴沿脊柱向下直推至大椎穴(图 2-22)。

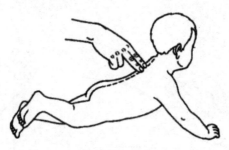

图 2-22 推脊

2. 对症治疗

如伴有鼻塞、流涕、咳嗽、咽痛等感冒症状,可以加开天门、推坎宫、揉太阳。

(1) 开天门:开天门 50 次,用双手拇指螺纹面,自小儿眉心交替向上推至前发际边缘(见图 2-1)。

(2) 推坎宫:推坎宫 50 次,用双手拇指螺纹面,自小儿眉心沿眉毛向两旁至眉梢直推(见图 2-2)。

(3) 揉太阳:揉太阳 50 次,用拇指或中指指端按揉眉梢后太阳穴处(见图 2-3)。

3. 介质 葱姜水或者清水,起到解表散热的作用。

4. 疗程 每日 1 次,治疗 3 次后观察疗效。

(三) 其他保健

1. 灸法

取穴:足三里、中脘、肾俞、大椎、风池、合谷。

方法:尤其适用于下元肾阳不足者,用艾条距离皮肤 3 厘米,每穴灸 5 分钟,以皮肤红晕为度。每日 1 次。治疗 5 次后观察疗效。

功效:温补肾阳。

2. 耳穴贴压

取穴:交感、皮质下、肾、神门。

方法:将王不留行子用胶布贴于耳郭穴位,按压至发热为度,两耳轮替,每 2 日换药 1 次。

功效:补肾益气,清暑退热。

(四) 家庭养护

(1) 患儿置于较阴凉处,居室要通风,保持凉爽。

(2) 高热时用冷湿毛巾擦浴降温。

(3) 忌长期使用抗生素治疗,以免引起菌群紊乱。

(4) 增强体质,注意防暑降温。

(五) 饮食调护

(1) 多饮水,适当饮用绿豆汤、金银花露,以及西瓜等水分含量较大的水果。

(2) 戒油腻滋补食物,饮食以清淡为主。

(3) 食疗辅助治疗

1) 莲子羹

组成:莲子 50～70 克。

制作:莲子用温水洗净,浸泡发好,加水煮至熟透加冰糖调味即可。

功效:清新益脾,养心安神。

2) 茭白粥

组成:茭白 50 克,粳米 50～80 克。

沪上中医名家养生保健指南丛书

制作:茭白洗净切丝,加水煎汁取液,与粳米同煮粥。

功效:解热毒,除烦渴,通二便。

六、疰夏

(一) 疾病概述

又称注夏,是春夏之交所发生的一种季节性变化所致疾病,多见于江南卑湿之地。本症的主要表现为全身倦怠、饮食不振、大便不调等。因多在春末初夏发生,至秋凉后可逐渐好转。

疰夏的发生,除小儿体质娇嫩、脾胃虚弱、元气不足外,暑湿困脾也是一个重要原因,因此变化在脾胃两经。小儿先天不足,入夏后不能耐受暑湿之气,从而出现以上症状。中医保健治疗可起到健脾益气化湿的作用,增强小儿脾胃功能,助其消化。

(二) 推拿保健

1. 常规推拿法

(1) 补脾经:补脾经 300 次,用拇指螺纹面着力,在小儿拇指螺纹面做旋推(见图 2-14)。

(2) 补胃经:补胃经 150 次,用拇指螺纹面在患儿拇指掌面近掌端的第 1 节处做旋推(图 2-23)。

(3) 揉板门:揉板门 100 次,用拇指螺纹面在患儿大鱼际中点处做揉动(图 2-24)。

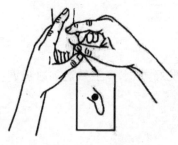 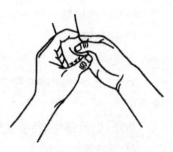

图 2-23 补胃经　　　　　　图 2-24 揉板门

(4) 揉二人上马:揉二人上马 100 次,用拇指指端在患儿手背无名指及小指掌指关节后陷中处做揉动(图 2-25)。

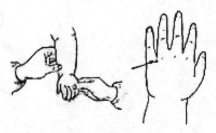

图 2-25　揉二人上马

(5) 揉中脘:揉中脘 100 次,用中指着力,在小儿脐上 4 寸处的中脘穴做揉法(图 2-26)。

(6) 摩腹:摩腹 5 分钟,用手掌按住患儿腹部,做逆时针方向推摩(图 2-27)。

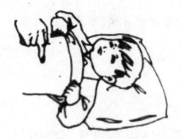

图 2-26　揉中脘

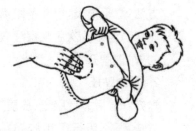

图 2-27　摩腹

(7) 按揉足三里:按揉足三里 100 次,用拇指端揉外膝眼下 3 寸、胫骨外 1 寸处(图 2-28)。

(8) 揉龟尾:揉龟尾 100 次,用拇指端或中指端着力,于小儿龟尾穴做揉法(图 2-29)。

(9) 捏脊:捏脊 3~5 次,用拇指桡侧缘顶住皮肤,食、中二指前按,三指同时用力提拿肌肤,沿患儿脊柱,自下而上,双手交替捻动向前推行(见图 2-18)。

沪上中医名家养生保健指南丛书

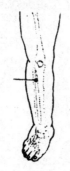

图 2-28 足三里

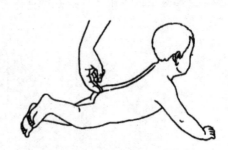

图 2-29 揉龟尾

2. 介质 用冬青膏、凡士林等润滑肌肤,防止破损。

3. 疗程 每日 1 次,治疗 5 次后观察疗效。

(三) 其他保健

1. 灸法

取穴:膏肓、中脘、关元、足三里。

方法:立夏前灸,用艾条距离皮肤 3 厘米灸,每穴灸红为度,隔日 1 次。治疗 5 次后观察疗效。

功效:健脾开胃。

2. 耳穴贴压

取穴:心、肾、脾、脑干、皮质下。

方法:王不留行子用胶布贴于单侧耳穴,隔日 1 次,双耳交替。

功效:健脾醒神。

(四) 家庭养护

(1) 增强小儿体质,注意合理喂养,防止其他疾病。

(2) 夏季气候炎热,注意住房通风。

(3) 注意清洁卫生。

(五) 饮食调护

(1) 不过食生冷,以免损伤脾胃。

沪上中医名家养生保健指南丛书

（2）食疗辅助治疗

1）党参茯苓白术鲫鱼汤

组成：鲫鱼 1 条，党参、茯苓、白术各 10 克，甘草 3 克。

制作：党参、茯苓、白术、甘草煎煮取备用，鲫鱼洗净加油煸，加入料酒、葱姜，放入适量水煮沸后与中药同煮成汤。

功效：健脾益气，燥湿养胃。

2）芦根绿豆粥

组成：新鲜芦根 100 克，绿豆 50 克，粳米 100 克。

制作：芦根切短，加水煎煮半小时后取出渣，再加入绿豆、粳米同煮，直至绿豆煮烂为止。

功效：清热养胃，消暑解渴。

第二节　消化系统病症

一、腹泻

（一）疾病概述

小儿腹泻是一组由多病原、多因素引起的以大便次数增多和大便性状改变为特点的消化道综合征，是我国婴幼儿最常见的疾病之一。本病一年四季均可发生，夏秋季节多见。6 个月至 2 岁婴幼儿发病率高，久泻不愈会严重影响小儿的营养、生长和发育。

小儿脾胃薄弱，生机蓬勃，阴生阳长均须脾胃化生更多的精微充盈机体，因而脾胃的负担也相对较重，各种原因均可引起脾胃失调，而成泄泻。中医保健治疗在治疗小儿腹泻方面有着独特的优势，着重于健脾利湿，尤对于用药无效的久泻采用推拿手法治疗可取得显著疗效。

（二）推拿保健

1. 常规推拿法

（1）补脾经：补脾经 300 次，用拇指螺纹面着力，在小儿拇

沪上中医名家养生保健指南丛书

指螺纹面做旋推(见图2-14)。

(2) 补大肠:补大肠100次,用拇指螺纹面着力,在小儿食指桡侧缘自指尖向虎口处直推(图2-30)。

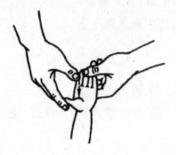 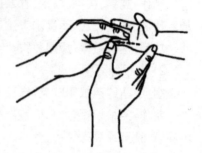

图2-30 补大肠　　　　　　　图2-31 清小肠

(3) 清小肠:清小肠100次,用拇指螺纹面着力,在小儿小指尺侧缘自指根向指尖直推(图2-31)。

(4) 摩腹:摩腹5分钟,用手掌掌面或食、中、无名指螺纹面在小儿的腹部做摩法(见图2-27)。

(5) 揉脐:揉脐5分钟,用掌根或中指端着力,在小儿的脐部做揉法(图2-32)。

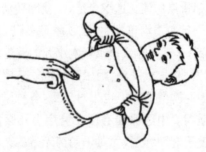

图2-32 揉脐

(6) 揉龟尾:揉龟尾100次,用拇指端或中指端着力,于小儿龟尾穴做揉法(见图2-29)。

（7）推上七节骨：推上七节骨 100 次，用拇指螺纹面或食、中二指螺纹面自小儿尾椎骨端向命门穴直推（图 2－33）。

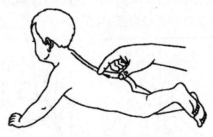

图 2－33　推上七节骨

2. 对症治疗

（1）如大便清稀，泡沫多，不臭，可以加揉外劳宫、推三关、揉天枢。

1）揉外劳宫：揉外劳宫 50 次，用中指螺纹面着力，在小儿掌背第 3、4 掌骨缝间凹陷中与内劳宫穴相对处揉动（见图 2－13）。

2）推三关：推三关 100 次，用拇指螺纹面或食、中指螺纹面着力，自小儿腕横纹桡侧端沿前臂推向肘横纹外侧端（见图 2－6）。

3）揉天枢：揉天枢 5 分钟，用食、中指端着力，在脐旁开 2 寸处天枢穴同时揉动（图 2－34）。

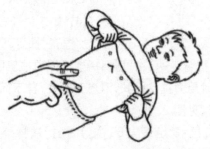

图 2－34　揉天枢

(2) 如大便泻下急迫,色深,味臭,小便短赤,可以加清大肠、推六腑。

1) 清大肠:清大肠300次,用拇指螺纹面着力,在小儿食指桡侧缘自小儿虎口处直推向指尖(图2-35)。

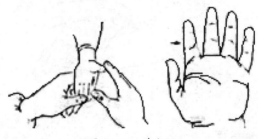

图2-35 清大肠

2) 推六腑:推六腑300次,用拇指螺纹面或食、中指螺纹面着力,自小儿肘横纹内侧端沿前臂推向腕横纹尺侧端(见图2-8)。

(3) 如大便量多,夹有残渣、乳块,气味酸臭,小儿腹痛拒按,可以加清脾胃、揉中脘。

1) 清脾胃:清脾胃100次,用拇指螺纹面着力,自小儿拇指尖向指根处直推(图2-36)。

2) 揉中脘:揉中脘50次,用中指着力,在小儿脐上4寸处中脘穴做揉法(见图2-26)。

(4) 如久泻不愈,食入即泻,可以加捏脊、揉足三里。

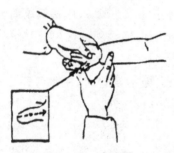

图2-36 清脾胃

1) 捏脊:捏脊3~5次,用拇指桡侧缘顶住皮肤,食、中二指前按,三指同时用力提拿肌肤,沿患儿脊柱,自下而上,双手交替捻动向前推行(见图2-18)。

2) 揉足三里:揉足三里50次,用拇指端揉外膝眼下3寸、胫骨外1寸处(见图2-28)。

3. **介质**　冬青膏或凡士林等润滑肌肤,温脾止泻。

4. **疗程**　每日 1 次,治疗 5 次后观察疗效。

(三) 其他保健

1. 灸法

取穴:中脘、神阙、关元、大肠俞、关元俞、足三里。

方法:用艾条或灸盒做温和灸,艾条距离皮肤 3 厘米左右,每穴 5～10 分钟,每日艾灸 1～2 次。治疗 5 日后观察疗效(手持艾条时,务必注意防止艾灰掉落烫伤小儿皮肤)。神阙可用隔盐灸。

功效:温阳健脾,散寒化湿。

2. 穴位敷贴

取穴:神阙。

方法:将丁香、肉桂制成丸剂置于小儿脐中并用胶布固定,每 2 日更换 1 次。治疗 5 次后观察疗效。

功效:温中健脾,散寒止泻。

3. 耳针贴压

取穴:大肠、小肠、直肠下段、神门。

方法:王不留行子贴于一侧耳穴,按压至发热为度,每日按压 2～3 次,双耳交替,每 2 日换药 1 次。

功效:涩肠止泻。

(四) 家庭养护

(1) 注意小儿饮食卫生,不吃不洁食物。

(2) 注意小儿腹部保暖,尤其睡觉时可穿着肚兜或连体衣以免腹部受寒。

(3) 患病期间如小儿脸色苍白,小便极少,眼眶凹陷,呕吐频繁,精神不振,要采用中西医结合治疗,以免脱水造成并发症。

(五) 饮食调护

(1) 乳食节制,不要时饥时饱,过凉过热。

沪上中医名家养生保健指南丛书

（2）腹泻期间,吃白粥、白馒头、烂面等易消化食物,忌油腻、牛奶。

（3）食疗辅助治疗

1）茯苓粥

组成:粳米 200 克,茯苓 50 克。

制作:粳米煮粥,茯苓研粉加入,调匀,加糖喝粥。

功效:健脾利湿。

2）山药粥

组成:糯米 100 克,山药 100 克,栗子 100 克。

制作:糯米泡后煮稀饭,近熟时加入切块的山药及栗子,慢火煮熟。

功效:健脾固脱。

便秘

（一）疾病概述

便秘是指大便干燥坚硬、秘结不通、排便次数减少、间隔时间延长,或虽便意频而排出困难的一种病症,是儿科临床较为多见的一个证候,有时单独出现,有时继发于其他疾病的过程中。西医学中因肠动力缺乏、肠道刺激不足引起的肠黏膜应激力减弱而致的便秘,或直肠、肛门疾病等引起的便秘,以及先天性巨结肠引起的便秘,均属于中医学"便秘"的范畴。

便秘的发生主要由于大肠的传导功能失常,粪便在肠内停留时久,水分被肠壁吸收,从而粪质过于干燥坚硬。中医保健治疗可以起到导滞通便的作用,加快肠蠕动,促进排便,从根本上治疗小儿便秘。

（二）推拿保健

1. 常规推拿法

（1）揉中脘:揉中脘 3 分钟,用中指着力,在小儿脐上 4 寸处的中脘穴做揉法(见图 2-26)。

（2）摩腹：摩腹 5 分钟，用手掌掌面或食、中、无名指螺纹面在小儿腹部做摩法（见图 2－27）。

（3）揉龟尾：揉龟尾 100 次，用拇指端或中指端着力，于小儿龟尾穴做揉法（见图 2－29）。

（4）推下七节骨：100 次，用拇指螺纹面或食、中二指螺纹面自小儿命门穴向下直推至尾椎骨端（图 2－37）。

（5）按揉膊阳池：按揉膊阳池 50 次，用中指端着力，于小儿腕横纹中点上 3 寸处揉动（图 2－38）。

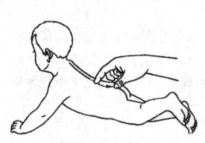

图 2－37 推下七节骨

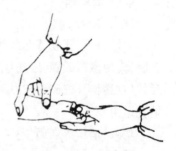

图 2－38 揉膊阳池

2. 对症治疗

（1）小儿大便干结，面红身热，口臭泛酸。

1）清脾胃：清脾胃 100 次，用拇指螺纹面着力，自小儿拇指尖向指根处直推（见图 2－36）。

2）退六腑：退六腑 300 次，用拇指或食、中指螺纹面着力，自小儿肘横纹内侧缘沿前臂向腕横纹尺侧端直推（见图 2－8）。

（2）小儿面唇苍白，指甲无华，便软不畅。

1）补脾经：补脾经 300 次，用拇指螺纹面着力，在小儿拇指螺纹面做旋推（见图 2－14）。

2）捏脊：捏脊 3～5 次，用拇指桡侧缘顶住皮肤，食、中二指前按，三指同时用力提拿肌肤，沿患儿脊柱，自下而上，双手交替捻动向前推行（见图 2－22）。

(三) 其他保健

1. 灸法

取穴:天枢、足三里、大横、大肠俞、支沟、承山。

方法:对于冷秘及虚秘患儿,可用艾条或灸盒做温和灸,艾条距离皮肤3厘米左右,每穴5~10分钟,每日艾灸1~2次。治疗7日后观察疗效(手持艾条时,务必注意防止艾灰掉落烫伤小儿皮肤)。

功效:益气健脾,导滞通便。

2. 穴位敷贴

取穴:神阙。

方法:对于实秘或热秘患儿,可将甘遂粉、芒硝拌匀调糊填满脐部,用敷料覆盖,胶布固定,每日更换。治疗3~5日后观察疗效(甘遂粉及芒硝对皮肤刺激较大,请家长根据患儿皮肤耐受情况运用)。

功效:消积导滞通便。

3. 耳穴

取穴:便秘点、直肠下段、大肠。

方法:王不留行子贴于一侧耳穴,按压至发热为度,每日按压2~3次,双耳交替,每2日换药1次。

功效:舒经通络,调和气血。

(四) 家庭养护

(1) 叮嘱小儿每日定时排便,养成良好的习惯。

(2) 如小儿排便较痛苦,可肛塞甘油栓,或于肛门处涂甘油润滑,降低小儿恐惧心理。

(3) 适当增加体育锻炼,加强肠蠕动。

(五) 饮食调护

(1) 调节饮食,多吃带纤维的蔬菜,多饮水。

(2) 婴幼儿适当添加辅食、水果汁,调整饮食结构。

(3) 食疗辅助治疗

1) 马蹄海蜇汤

组成:马蹄 60 克,海蜇 50 克。

制作:加水煎,饮水。

功效:清热润肠。

2) 杏仁芝麻粥

组成:杏仁 10 克,黑芝麻 20 克,大米 50 克,冰糖适量。

制作:前三味加水煮粥,入冰糖融化后服用。

功效:益气润下。

三、厌食

(一) 疾病概述

厌食是指小儿较长时期见食不贪,食欲不振,甚至拒食的一种病症。多见于 1~6 岁小儿,若长期不愈者,可日渐消瘦。

不良的饮食习惯常是厌食的主要原因,高蛋白、高糖的浓缩饮食促使食欲下降;饭前吃零食、吃饭不定时、生活不规律、情绪变化,以及气候的变化等都可影响中枢神经系统的调节功能和消化液的分泌,从而造成厌食。另外,胃肠道疾病及一些全身性疾病均可影响消化系统,导致厌食。长期厌食可导致严重营养不良和体力极度衰弱,应引起家长高度重视。

(二) 推拿保健

1. 常规推拿法

(1) 补脾经:用拇指螺纹面着力,在小儿拇指螺纹面做旋推,约 300 次(见图 2 - 14)。

(2) 摩腹:用手掌掌面或食、中、无名指螺纹面在小儿腹部做抚摸,约 5 分钟(见图 2 - 27)。

(3) 揉中脘:用手掌大鱼际或掌根部或食、中指螺纹面着力,在小儿肚脐正中直上 4 寸处做揉法,约 300 次(见图 2 - 26)。

(4) 按揉足三里:用拇指指端在外膝眼下 3 寸,胫骨旁开 1 寸处做按揉法,约 50 次(见图 2 - 28)。

(5) **捏脊**:用拇指桡侧缘顶住皮肤,食、中二指前按,三指同时用力提拿肌肤,沿患儿脊柱,自下而上,双手交替捻动向前推行 3~5 次(见图 2–18)。

2. 介质　用冬青膏、凡士林等润滑肌肤,防止破损。

3. 疗程　每日 1 次,10 次后观察疗效。

(三) 其他保健

取穴:足三里、合谷、中脘、梁门。

方法:用艾条或灸盒做温和灸,艾条距离皮肤 3 厘米左右,每穴 5~10 分钟,每日艾灸 1~2 次。治疗 10 日后观察疗效(手持艾条时,务必注意防止艾灰掉落烫伤小儿皮肤)。

功效:健脾助运,益气和胃。

(四) 家庭养护

(1) 就餐环境要舒适、清洁、优美,空气新鲜,餐室、餐桌要洁净,餐具要卫生。

(2) 餐前气氛应轻松、愉快、积极。准备饭菜时,可与孩子一起去市场买菜,让孩子做力所能及的劳动,如剥豆子、择菜等。还可以让孩子自己摆放小碗、小汤匙,有意识地培养孩子做家务,使孩子觉得自己做的饭菜更有味道,提高进餐的积极性。

(3) 父母情绪平静、和气,进餐时对孩子不要过分迁就。

(4) 提高烹调水平,变换花色品种,辅以恰当的评价。幼儿对色、香、味俱佳的新品种饭菜十分敏感,初次接触某种食物时,成人的正确评价可起到"向导"作用。如成人说"这种菜吃了能长高""这种菜吃了有劲",孩子会乐于接受的。

(5) **不强迫孩子**:在孩子食欲不振时少吃一顿并无多大妨碍,反而可借此让已疲劳的消化腺有一个休整机会。对儿童消化功能恢复有益。多数孩子饿了自然会产生食欲,自然会吃。有些父母担心孩子营养不良,强迫孩子多吃,并严厉训斥、非吃不可,这对孩子的机体和个性都是一种可怕的压制,使孩子认为进食是极不愉快的事,逐渐形成顽固性厌食。

（五）饮食调护

1. 番薯粥

组成：番薯 50 克，小米 50 克。

制作：番薯 50 克去皮，切块与小米 50 克同入锅，加水适量，武火烧沸后改文火熬熟。可作主食，每日 1 次。

功效：健中，补虚，清热。

主治：口干心烦，易出汗，尿黄，大便干，饮多食少，形瘦面黄，舌红少津。

2. 山楂麦芽饮

组成：生山楂 10 克，炒麦芽 10 克。

制作：生山楂 10 克切薄片，与炒麦芽 10 克冲入沸水，盖上盖闷数分钟，取汁当茶饮，每日 1 杯。

功效：和胃运脾，消食生津。

主治：小儿厌食，或拒食。症见面色少华，大便干结，精神尚可，无其他特殊症状。

3. 山药粥

组成：山药 50 克，小米 50 克。

制作：山药 50 克切块，与小米 50 克同入锅，加水适量，武火烧沸后改文火熬熟。可作主食，每日 1 次。

功效：滋养脾阴，益气和中。

主治：小儿胃纳不佳，口舌干燥，皮肤欠润，少气懒言，易倦怠，大便溏薄或无力排便，夜尿稍频。

四、呕吐

（一）疾病概述

小儿呕吐是指乳食从口中吐出为主症的一种儿科常见病症。凡消化道内食物向上逆行而自口腔吐出，称为呕吐，是消化道运动功能障碍的一种表现。可见于多种疾病，如食管炎、急性胃炎、幽门痉挛、早期肠炎、肠梗阻、中枢神经系统疾病等。严重

沪上中医名家养生保健指南丛书

呕吐的患儿,若护理不当呕吐物吸入引起窒息,造成严重后果。长期呕吐影响营养吸收,可致营养不良和维生素缺乏症。

乳汁自口角溢出,亦是新生儿时期比较常见的现象,称为"溢乳"。这是由于胃内乳汁较多,或吮乳时吞入少量空气;也与乳儿胃呈水平位,胃肌尚未发育完全,贲门肌较弱,幽门肌紧张度高有关。所以,溢乳现象不属病态。

(二) 推拿保健

1. 常规推拿法

(1) 推板门:用拇指桡侧缘着力,自小儿大鱼际的掌根处直推向其拇指指根,约 100 次(见图 2-24)。

(2) 推膻中:用食、中二指螺纹面着力,自小儿喉往下直推至其肚脐正中直上 4 寸处中脘穴,约 300 次(见图 2-10)。

(3) 揉中脘:用掌根或大鱼际着力,在小儿中脘部做揉法,约 300 次(见图 2-26)。

(4) 摩腹:用手掌掌面或食、中、无名指指面在小儿的腹部做摩法,约 5 分钟(见图 2-27)。

(5) 按揉足三里:用拇指端着力,在小儿外膝眼下 3 寸、胫骨旁开 1 寸处做按揉法,约 50 次(见图 2-28)。

(6) 揉胃俞:一指禅推或指揉小儿背部第 12 胸椎棘突下两侧旁开 1.5 寸处,约 300 次(见图 2-19)。

2. 介质 用冬青膏、凡士林等润滑肌肤,防止破损。

3. 疗程 每日 1 次,治疗 10 次后观察疗效。

(三) 其他保健

1. 灸法

取穴:脾俞、肾俞、足三里、内关。

配穴:吐物酸臭取下脘、天枢;口渴欲饮、唇干取中脘、内庭;朝食暮吐取中脘、神阙;嗳气频频、胸胁胀痛取太冲。

方法:

(1) 温和灸:用艾条或灸盒做温和灸,艾条距离皮肤 3 厘米左右,每穴5～10分钟,每日艾灸1～2次。治疗5日后观察疗效(注意手持艾条时,务必注意防止艾灰掉落烫伤小儿皮肤)。

(2) 隔姜灸:选神阙穴隔姜灸。切取0.5厘米厚生姜1片,在姜片上扎数个孔,选取如枣核大小艾炷置于姜片上进行灸法,每穴可灸3～5壮(1个艾炷为1壮)。治疗7日后观察疗效。本法多用于朝食暮吐、身疲肢冷的患儿。

(3) 无瘢痕灸:施灸时当艾炷燃至一半左右,患儿感到皮肤发烫或灼痛时,即用镊子将艾炷挟去,另易新炷施灸,以局部皮肤发生红晕为度。艾炷如黄豆大,每穴可灸3～5壮。治疗7日后观察疗效。本法适用于症状严重,寒象明显,以上方法无效之患儿。理论上虽不留瘢痕不化脓,然操作起来仍易有烫伤危险,建议家长一般情况不要轻易使用,以免误伤患儿。

2. 耳穴贴压

取穴:脾、胃、肾、神门、皮质下。

方法:王不留行子贴于一侧耳穴,按压至发热为度,每日按压2～3次,双耳交替,每2日换药1次。

功效:健脾益气,补肾养心。

(四) 家庭养护

(1) 新生儿、婴儿哺乳不宜过急,哺乳后竖抱小儿身体,让其趴在母亲的肩上,轻拍背部至打嗝。

(2) 注意饮食宜定时定量,避免暴饮暴食,不要过食煎炸肥腻食品及冷饮。

(3) 注意饮食卫生,不吃脏的、腐败的食物。

(4) 加强体育锻炼,增强身体抵抗力,防止病毒及细菌感染。

(五) 饮食调护

1. 竹茹粥

组成:鲜竹茹30克,粳米50克。

制作:先用水煮竹茹取汁去渣,入米煮粥,少量多次服。

沪上中医名家养生保健指南丛书

功效:清热和胃,降逆止呕。

主治:食入即吐,吐物酸臭,口渴喜饮,牙龈肿痛,口臭,面红唇赤,小便黄少,大便秘结。

2. 山楂神曲粥

组成:山楂 30 克,神曲 15 克,粳米 100 克,红糖 6 克。

制作:先煎山楂、神曲,取汁去渣,后煮米沸开,和入药汁,煮成稀粥,加糖,趁热食。

功效:消食导滞,和胃止呕。

主治:呕吐物酸臭,不思乳食,恶心腹胀,气出秽臭,吐前不安,吐后安静,大便酸臭。

3. 丁香姜糖

组成:丁香粉 5 克,生姜末 30 克,白糖 250 克。

制作:先将糖水熬稠,放入姜末、丁香粉调匀,再继续熬至用铲挑起即成丝状而不粘手时停火,将糖倒在表面涂过油的瓷盘中,稍冷却后,将糖切成条,即可。

功效:温中散寒,和胃止呕。

主治:呕吐物不消化,无明显腥臭,呕吐时发时止,腹胀,不思饮食,大便稀薄。

五、 呃逆

(一) 疾病概述

呃逆是指气逆上冲,喉间呃呃做声为特征的一种病症,俗称"打嗝"。

打嗝是由于各种原因引起膈肌痉挛而造成喉间发出呃呃的响声,一般不作为一种疾病,可自行缓解。若出现持续性的呃逆不止,或是间歇性发作,会引起小儿烦躁不安、哭闹,甚至影响食欲。

(二) 推拿保健

1. 常规推拿法

(1) 清补脾经:用拇指螺纹面着力,在小儿拇指螺纹面,先自指尖直推向指节处,然后旋推,直推约 100 次,旋推约 300 次（见图 2-14）。

（2）清胃经:用拇指螺纹面着力,在小儿食指第一节处向掌根方向直推,约 300 次（图 2-39）。

（3）横纹推向板门:用拇指桡侧着力,自小儿掌根向拇指指根处直推,约 100 次（图 2-40）。

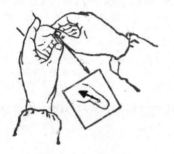
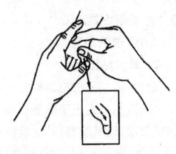

图 2-39 清胃经　　　图 2-40 横纹推向板门

（4）揉膻中:用中指螺纹面着力,在小儿胸骨正中、两乳连线中点处做揉法,约 50 次（见图 2-10）。

（5）推中脘:用食、中二指螺纹面着力,自小儿喉部往下直推至中脘穴,约 300 次（见图 2-26）。

（6）揉中脘:用掌根着力,在小儿腹部中脘处做揉法,约 50 次（见图 2-26）。

（7）推揉膈俞:一指禅推或指揉小儿背部第 7 胸椎棘突下两侧旁开 1.5 寸处,约 300 次（见图 2-19）。

（8）推揉胃俞:一指禅推或指揉小儿背部第 12 胸椎棘突下两侧旁开 1.5 寸处,约 300 次（见图 2-19）。

（9）按内关:用拇指端着力,在小儿掌侧腕横纹上 2 寸处做按法约 50 次。

（10）拿承山:用拇指端拗拨小儿小腿腓肠肌肌腹下陷中,约 5 次。

沪上中医名家养生保健指南丛书

2. 介质 用冬青膏、凡士林等润滑肌肤,防止破损。

3. 疗程 每日 1 次,治疗 10 次后观察疗效。

(三)其他保健

1. 灸法

取穴:足三里、合谷、中脘、膈俞。

方法:将艾条燃着后在以上穴位周围温灸,艾条距离皮肤 3 厘米左右,每穴 5～10 分钟,以皮肤潮红为度,每日 1 次。治疗 10 次后观察疗效。

功效:理气和胃。

2. 耳穴贴压

取穴:胃、肝、交感、神门、皮质下。

方法:王不留行子贴于一侧耳穴,按压至发热为度,每日按压 2～3 次,双耳交替,每 2 日换药 1 次。

功效:疏肝和胃,理气降逆。

(四)家庭养护

(1) 小儿在啼哭气郁之时不宜进食,吃奶时要有正确的姿势体位。

(2) 吃母乳的新生儿,如母乳很充足,进食时应避免使乳汁流得过快。

(3) 人工喂养的小儿,进食时也要避免急、快、冰、烫,吸吮时要少吞慢咽。喂奶的过程中,要经常给宝宝拍嗝。

(4) 不要在婴儿过度饥饿或哭得很凶时喂奶。

新生儿呃逆是正常现象,因为小儿的消化系统发育不成熟,胃呈水平状,所以小儿容易出现打嗝溢奶。

(五)饮食调护

1. 百合麦冬汤

组成:百合 30 克,麦冬 15 克,猪瘦肉 50 克,调味品适量。

制作:将百合、麦冬、猪瘦肉分别洗净,同置锅中,加水适量煲汤,加调味品即成。

功效:润肺降气,滋燥敛火,养血厚胃。

主治:胃阴不足,胃气上逆所致的呃逆。

2. 布渣叶茶

组成:布渣叶5克,绿茶5克。

制作:将两者放一起,加入200毫升开水,每日泡茶饮。

功效:消滞除积,和胃降逆。

主治:积食呃逆。

3. 胡椒炖猪肚

组成:白胡椒30粒,猪肚1个,食盐、料酒、味精各少许。

制作:先将猪肚洗净(可加盐、醋,用开水烫洗),锅内注水,将猪肚切块或切丝,放入锅,加入白胡椒,煲2小时左右,汤稠肚烂时,加入食盐、料酒、味精即可食用。

功效:健胃养胃,散寒止呃。

主治:脾胃虚寒之呃逆。

六、腹痛

(一)疾病概述

腹痛是指以腹部疼痛为主的病症。凡是肝、胆、脾、胃、大小肠、肾与膀胱等脏腑有变均可引起腹痛。

腹部按位置分为大腹、脐腹、小腹与少腹。大腹痛,指胃脘以下、脐部以上的疼痛;脐腹痛,指脐周的疼痛;小腹痛,指脐下腹部正中的疼痛;少腹痛,指小腹部的两侧或一侧疼痛。腹痛的病因很多,外感风、寒、暑、湿,内伤饮食,虫积,热结,气滞,血瘀,乃至脾胃虚弱等均可导致腹痛。

(二)推拿保健

1. 常规推拿法

(1)揉外劳宫:用中指螺纹面着力,在小儿掌背第3、4掌骨骨缝间凹陷中与内劳宫穴相对处做揉法,约50次(见图2-13)。

沪上中医名家养生保健指南丛书

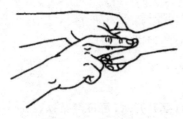

图2-41 揉一窝风

（2）揉一窝风:用中指端着力,在小儿掌背腕横纹中点凹陷处揉动,约50次(图2-41)。

（3）摩腹:用手掌掌面或食、中、无名指指面在小儿腹部做摩法,约5分钟(见图2-27)。

（4）揉脐:用中指端着力,在小儿脐部做揉法,约3分钟(见图2-32)。

（5）推揉脾俞:一指禅推或指揉小儿背部第11胸椎棘突下两侧旁开1.5寸处,约300次(见图2-19)。

（6）推揉胃俞:一指禅推或指揉小儿背部第12胸椎棘突下两侧旁开1.5寸处,约300次(见图2-19)。

（7）按揉足三里:用拇指端着力,在小儿外膝眼下3寸、胫骨旁开1寸处做按揉法,约50次(见图2-28)。

2. 介质 用冬青膏、凡士林等润滑肌肤,防止破损。

3. 疗程 每日1次,治疗5次后观察疗效。

（三）其他保健

取穴:天枢、足三里、神阙、四缝。

配穴:呕吐取内关;肠鸣取公孙、丰隆;腹痛明显取中脘、梁丘。

方法

（1）温和灸:用艾条或灸盒做温和灸,艾条距离皮肤3厘米左右,每穴5～10分钟,每日艾灸1次。治疗10次后观察疗效。

（2）回旋灸:将点燃的艾条悬于施灸部位上方3厘米左右移动,往返回旋,每穴5～10分钟,每日艾灸1次。治疗10次后观察疗效。

（3）隔姜灸:选神阙穴隔姜灸。切取0.5厘米厚生姜1片,在姜片上扎数个孔,选取如枣核大小艾炷置于姜片上进行灸法,每穴可灸 3～5 壮(1 个艾炷为 1 壮)。治疗 3 日后观察疗效。

(4) 药物灸:取陈醋、明矾各适量,共调成糊状,灸足心涌泉穴,用纱布包扎固定。

功效:温中散寒,理气止痛。

(四)家庭养护

小儿腹痛一定要观察小儿大便情况、有无大便、没大便几天了及孩子的进食情况。

(1) 肛门停止排便、排气伴腹胀者,可能是肠梗阻,应及时送医院诊断治疗。

(2) 便脓血尤其在夏秋季节当注意是痢疾、出血性大肠埃希菌性肠炎、麦克尔憩室炎等。

(3) 大便呈蛋花汤样或者水样便,伴呕吐,尤其秋冬季节,多是轮状病毒性肠炎。多数幼儿可能发生脱水、电解质紊乱和代谢性酸中毒,家长当注意给孩子多喝水。

(4) 如果有便秘与腹泻交替出现,应当注意不完全性巨结肠症和肠激惹综合征,这种便秘可以用开塞露通便。此外多吃富含纤维素的食物,少喝碳酸饮料。

(五) 饮食调护

饮食调理对治愈小儿慢性胃炎很重要。总的原则是食物需"细、软、嫩、烂",还要富有营养,如牛奶、炖蛋、鱼、豆制品、面条、粥、新鲜蔬菜、水果等。另外,可以吃一些对胃消化功能有帮助的食品,如山药、扁豆、莲子、鸡肫、猪肚、米仁等。不宜多吃的食品有芹菜、竹笋、肥肉、各种油炸食品等。

下列几种饮食疗法适合儿童应用:

(1) 白萝卜 500 克,蜂蜜 150 克。将萝卜切丁,放于沸水中煮熟捞出,晾晒半日,再放锅内加蜂蜜用小火煮沸,调匀,冷却后装瓶,每日服 3 汤匙。适合胃部胀痛、嗳气、反酸的患儿。

(2) 牛奶 220 毫升,蜂蜜 30 克,鹌鹑蛋 1 只。将牛奶先煮沸,打入鹌鹑蛋,再煮数分钟后加入蜂蜜即成,每早服用。适合

沪上中医名家养生保健指南丛书

胃痛、口渴、纳呆、便秘的患儿。

（3）饴糖 20 克，冲入 250 毫升豆浆内，煮沸后空腹饮用。适合胃部隐痛、手足不温、怕冷的患儿。

（4）取莲子、糯米、米仁各 50 克，红糖 15 克。莲子用开水泡胀，剥皮去心，放入锅后加水煮 30 分钟后加粳米及米仁煮沸，小火炖至烂，放红糖后食用。适合中上腹疼痛、消瘦、食欲不振、舌苔腻的患儿。

第三节　泌尿系统病症

一、遗尿

（一）疾病概述

遗尿是指 5 周岁以上小儿不能自主控制排尿，时有睡中小便自遗，醒后方觉的一种疾病。

小儿睡中遗尿，多见于夜间熟睡之时，也可见于白天睡眠之中。轻者数日 1 次，重者每日必遗或一夜数次。持续时间长短不一，可呈一时性，亦可持续数日，或数月后消失，而后又反复出现。患儿多伴神疲乏力、面色苍白或萎黄、食欲不振、腰膝酸软等症。

（二）推拿保健

1. 常规推拿法

（1）揉丹田：用掌根或中指端着力，在小儿脐下 2 寸处做揉法，约 3 分钟（见图 2－17）。

（2）推揉肾俞：一指禅推或指揉小儿背部第 2 腰椎棘突下两侧旁开 1.5 寸处做揉法，约 300 次（见图 2－19）。

（3）揉龟尾：用拇指或中指螺纹面着力，在小儿尾椎骨端（长强）做揉法，约 30 次（见图 2－29）。

（4）按揉三阴交：用拇指螺纹面着力，在小儿内踝高点上 3

寸处做揉法,约 30 次(图 2 - 42)。

2. 疗程　每日 1 次,10 日后观察疗效。

(三) 其他保健

1. 灸法

取穴:气海、中极、关元、脾俞。

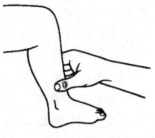

图 2 - 42　按揉三阴交

方法:将艾条燃着后在以上穴位周围温灸,用艾条距离皮肤 3 厘米灸,每穴 5～10 分钟,每穴灸红为度,每日 1 次,10 次后观察疗效。

功效:通调水道,固肾止遗。

2. 耳穴

取穴:①主穴:膀胱、肾、脑点。②配穴:肺脾气虚者加肺、脾;心肾不交者加心、神门;肝经湿热者加肝、三焦。

方法:王不留行子贴于一侧耳穴,按压至发热为度,每日按压 3 次,睡前加按 1 次,双耳交替,第 2 日换药 1 次。

功效:固涩止遗。

(四) 家庭养护

(1) 对于尿床患儿,需加强教育,改善不良习惯。若因白天嬉戏过度、困睡呼之不醒者,应注意生活调节,避免过度疲劳。因蛲虫感染刺激所致者,针对病因加以治疗。

(2) 临睡前应让患儿排尿,使患儿逐渐养成睡前按时排尿的卫生习惯。

(3) 临睡前 2 小时内不要饮水和吃流质食物。

(4) 注意患儿下体保暖。

(五) 饮食调护

1. 益智缩尿茶

组成:益智仁 6 克,金樱子 6 克,乌药 5 克。

制作:上 3 味加水 1 碗,煎成半碗。每日 1 剂,代茶徐徐服完。

功效：培元补肾,祛寒止尿。

主治：遗尿症及肾虚尿多尿长。

2. 山萸肉粥

组成：山茱萸 15～20 克,粳米 30～60 克,白糖适量。

制作：先将山茱萸洗净,去核,与粳米同煮粥,将成时,加入白糖稍煮即可。

功效：补益肝肾,涩精敛汗。

主治：遗尿、小便频数、虚汗不止等。

3. 山药茯苓包子

组成：山药、茯苓各 100 克,面粉 200 克,白糖 300 克。

制作：山药、茯苓研粉,放大碗内加水适量,浸泡成糊。蒸半小时后,调面粉 200 克,白糖 300 克及猪油、青丝、红丝(或果料)少许成馅。另取发酵调碱后的软面与馅料包成包子,蒸熟即可。温热取食适量。

功效：温补脾肾,缩尿止遗。

主治：小儿遗尿。

尿频

(一) 疾病概述

凡小儿因肾气虚,或形体发育不良,或病后行气不足,引起小便次数多而无疼痛者,称为尿频。

现代医学认为小儿出生后头几日内,因液体摄入量少,每日排尿仅 4～5 次,1 周后因小儿新陈代谢旺盛,进水量较多而膀胱容量小,排尿可增加至 20～25 次,以后间隔逐渐延长,1 岁时每日排尿 15～16 次,到学龄期每日 6～7 次。若小儿每日排尿次数超过正常范围及尿势急迫,则称为尿频尿急。尿频可以见于泌尿系统器质性病变,也可见于中枢神经功能紊乱引起的尿频、尿急。

（二）推拿保健

1. 常规推拿法

（1）补肾经：用拇指螺纹面着力，在小儿小指螺纹面做旋推，约 300 次（见图 2 - 15）。

（2）揉小天心：用中指端着力，在小儿掌心大小鱼际交接之凹陷处做揉法，约 100 次（图 2 - 43）。

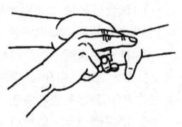

图 2 - 43 揉小天心

（3）揉丹田：用掌根或中指螺纹面着力，在小儿腹部脐下 2 寸处做揉法，约 3 分钟（见图 2 - 17）。

（4）揉肾俞：用食、中指二指螺纹面着力，在小儿第 2 腰椎棘突下两侧旁开 1.5 寸做揉法，约 100 次（见图 2 - 19）。

（5）揉三阴交：用拇指螺纹面着力，在小儿内踝高点直上 3 寸处做揉法，约 60 次（见图 2 - 42）。

2. 介质 用冬青膏、凡士林等润滑肌肤，防止破损。

3. 疗程 每日 1 次，治疗 10 次后观察疗效。

（三）其他保健

取穴：关元、气海、百会。

方法：将艾条燃着后在以上穴位周围温灸，距离皮肤 3 厘米，每穴灸 5～10 分钟，以皮肤潮红为度，每日 1 次。治疗 10 次后观察疗效。

功效：温阳益气强肾。

（四）家庭养护

哺乳期婴儿，进水量较多而膀胱容量小，日排尿可达 20 次左右，1 岁时日排尿 15 次左右，至学龄前期和学龄期则日排尿 6～7 次，如排尿次数过多则为尿频。发生尿频的原因很多，应结合具体表现和实验室检查，综合分析，找出原因。常见的原因

沪上中医名家养生保健指南丛书

如下。

1. 尿道及季节因素 如尿频但每次尿量不多,尿时无痛苦表情,也无其他症状,首先要考虑局部因素,如尿道口发炎、包皮过长,或蛲虫刺激阴部等。此外,冬季多尿是正常现象。

2. 饮食性多尿 如尿频同时每次尿量多,而无其他表现时,首先要注意是否喝水太多,尤其是喜欢喝糖水的小儿。

3. 神经性尿频 幼儿膀胱逼尿肌发育不良,神经不健全,可发生白天点滴性多尿,达 20～30 次,但是夜间排尿正常,有反复发作趋势,尿实验室检查正常,此病由炎症引起。

4. 泌尿道炎症 尿检可查到脓细胞或大量白细胞,严重时伴有全身感染中毒症状,需抗生素治疗。

5. 特殊疾病 如尿频伴尿量多,同时有口渴多饮、多食、消瘦的情况,应注意检查尿液,如尿内含糖则应考虑糖尿病,如尿内无糖而比重低则应想到尿崩症。

尿频应针对病因进行治疗,炎症引起的以抗感染为主,蛲虫引起的给予驱虫,单纯饮水量过多适当控制进水量等。除此之外,要注意局部清洁卫生,勤洗澡换衣。

(五) 饮食调护

1. 玉米须饮

组成:玉米须 15 克,白糖适量。

制作:玉米须用清水洗净,风干。砂锅置火上,加入适量清水,放入玉米须,用小火煎煮 30 分钟,再放入白糖调味即可。

功效:增加尿液中氯化物排出量,可治疗小儿尿频。

2. 猪脬糯米饭

组成:猪膀胱 1 个,糯米 100 克,桂圆肉 30 克。

制作:猪膀胱洗净,一半切碎;糯米、桂圆肉分别洗净,备用。将糯米、桂圆肉、猪膀胱切碎搅匀,加盐调味,再一起塞入另一半猪膀胱内。砂锅置火上,放入猪膀胱,加入适量清水,大火煮沸后再转小火煮 1 小时左右即可。

功效：缩小便，健脾胃。

主治：尿频、遗尿等症。

三、脐疝

(一) 疾病概述

脐疝是肠管/大网膜等从脐孔脱出形成的腹壁疝，是一种先天性脐发育缺陷性疾病，随着年龄增长，程度减轻，大多可在 2 岁以内自愈，少数不能自愈需手术治疗。

主要表现为脐部肿块脱出，呈半球状，患儿哭闹时扩大，且脐部皮肤及瘢痕处紧张呈微青色，患儿安静或平卧睡眠时肿块回缩或消失，脐孔部留有松弛的皱褶，用手指探入可以触及扩大而坚硬的脐环，还纳疝内容物时可以听到气过水声。除上述脐部肿块外，一般无不适，疝内容物与疝囊粘连时可以引起局部疼痛，有时可发生腹胀、呕吐，但较少嵌顿。

(二) 推拿保健

施术者用单手掌由腹部左侧向右侧做旋弧状揉捏，用拇指按压天枢、气海、关元穴各 1 分钟。然后用手将患儿脱垂下来的肿块（肠段）轻轻推送入腹腔之中，同时让患儿提气收腹，降低腹腔内压力，至其脱垂的肠段完全还纳至腹腔之中。再用食指着力，在患儿腹腔下缘之皮外环处（即肠段脱出之口）反复捻揉5～10 分钟，以促使其逐渐闭合。然后将患儿翻身，术者用双手拇指与食指将患儿背部皮肤捏起，左右来回捻揉，反复数次。再用双手拇指沿脊柱两侧边缘由上而下捏 4～5 次（捏脊法），用拇指点揉两侧期门、血海穴。坚持每日 1～2 次按摩，每 10 次后观察疗效。

(三) 其他保健

取穴：神阙、丰隆、涌泉。

操作：将艾条燃着后在以上穴位周围温灸，距离皮肤 3 厘米，以皮肤潮红为度，每日 1 次。治疗 10 次后观察疗效。

功效:舒筋活络,促进回纳。

(四) 家庭养护

(1) 避免或减少小儿哭闹。

(2) 避免坐卧湿地,注意局部保暖。

(3) 积极治疗小儿咳嗽、便秘等疾病。

 第四节 精神、神经系统病症

一、夜啼

(一) 疾病概述

小儿夜啼多见于1岁以内的乳婴儿,是指小儿白天安静,入夜则间歇啼哭或持续不已,或每夜定时啼哭,甚至通宵达旦的病症。

小儿哭闹分为生理性啼哭及病理性啼哭两类。婴幼儿由于饥饿、身体某处不舒服或受强大音响刺激等护理不当均可引起哭闹。任何疾病引起的小儿身体不适或疼痛也可出现哭闹。其中,蛲虫感染、佝偻病、手足抽搐症等疼痛为小儿夜间哭闹的常见原因。

(二) 推拿保健

1. 常规推拿法

(1) **清心经**:用拇指螺纹面着力,在小儿中指螺纹面自指尖向指节处直推,约100次(图2-44)。

(2) **清肝经**:用拇指螺纹面着力,在小儿食指螺纹面自指尖向指节处直推,约100次(图2-45)。

(3) **揉小天心**:用中指端着力,在小儿掌心大、小鱼际交接之凹陷处做揉法,约50次(见图2-43)。

(4) **按揉百会**:用拇指端着力,在小儿头顶正中线两耳尖连线交叉点做按揉法,约30次(图2-46)。

(5) 摩囟门:用食、中、无名指指面抚摩小儿前发际上 2 寸囟门部,约 100 次(图 2-47)。

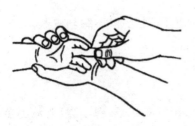

图 2-44　清心经

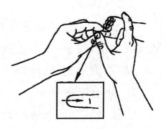

图 2-45　清肝经

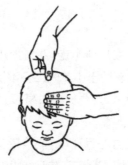

图 2-46　按揉百会

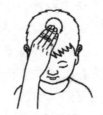

图 2-47　摩囟门

2. 对症治疗

(1) 脾寒者:加补脾经(见图 2-14)、揉外劳宫(见图 2-13)、推三关(见图 2-6)、摩腹(见图 2-27)。

(2) 积食者:加清大肠(见图 2-35)、揉板门(见图 2-24)、运内八卦、推中脘(见图 2-26)、推下七节骨(见图 2-37)。

(3) 心热者:加清小肠(见图 2-31)、水底捞月(见图 2-20)、清天河水(见图 2-5)、推六腑(见图 2-8)。

(4) 惊恐者:加掐肝经(即拇指指甲着力,在肝经处用力掐法)、掐心经、掐小天心(见图 2-43)。

（三）其他保健

1. 灸法

取穴:神阙。

方法:将艾条燃着后在神阙穴周围温灸,不触到皮肤,以皮肤潮红为度,每日1次,连灸7日。

功效:温中健脾,安神止啼。

2. 外治疗法

方法:将艾叶、干姜粉炒热,用纱布包裹,熨小腹部,从上至下,反复多次。或用丁香、肉桂、吴茱萸等量研细末,置于普通膏药上,贴于脐部。

功效:用于脾寒气滞证。

（四）家庭养护

（1）白天多抱着小儿在家里或户外走走,并帮助小儿进行一些运动,消耗一下小儿的体力,有助于小儿晚上安眠。

（2）白天让小儿睡觉的时间不要太长。如果超过2个小时,就叫醒小儿,让其多玩一会儿。

（3）要给小儿创造一个良好的睡眠环境:室温适宜、安静、光线较暗。盖的东西要轻、软、干燥。睡前应先让小儿排尿。如果小儿经常脸红,可能是穿得太多了。

（4）养成早睡早起的良好作息规律,按时睡觉:在小儿入睡前0.5~1小时,应让小儿安静下来,睡前不要玩得太兴奋,更不要过分逗弄,免得小儿因过于兴奋、紧张而难以入睡。不看刺激性的电视节目,不讲紧张可怕的故事,也不可玩新玩具。

由于儿童新陈代谢旺盛,过度的食物摄入会造成胃部"积食",引起肠胃不适,导致夜晚不能正常睡眠。

（五）饮食调护

1. 生姜红糖汤

组成:生姜10克,红糖15克。

制作:生姜切片,加适量红糖,水煎服。

功效:温中散寒。

主治:小儿脾胃虚寒夜啼,大便溏泄,腹中冷痛者。

2. 葱姜汤

组成:葱白5段,生姜5片。

制作:共煮水喝。

功效:温中除寒。

主治:小儿脾胃虚寒夜啼,纳差便溏,腹痛喜温喜按者。

3. 莲子饮

组成:莲子30克。

制作:煎水代茶饮。

功效:清心养神。

主治:治小儿惊乍不安,手足心热,盗汗,口干多饮者。

二、癫痫

(一) 疾病概述

癫痫,又称痫证,是儿科较常见的一种疾病。临床表现为突然仆倒,昏不知人,四肢抽搐,两目直视,或有鸣声,醒后神清如常人。本病具有突然性、短暂性、反复发作的特点。现代医学认为癫痫是一种阵发性、暂时性脑功能失调的疾病,多由脑部的器质性病挛,或代谢紊乱,或中毒性疾病等引起,也与遗传因素有关。临床分为原发性和继发性两种,可有多种类型,如大发作、小发作、精神运动型、局限型等。本病治疗时间较长,一般认为在临床症状消失后仍应服药2～3年,如遇青春期则再延长1～2年。

(二) 推拿保健

1. 常规推拿法

(1) 清肝经:用拇指螺纹面着力,在小儿食指螺纹面自指尖向指节处直推,约100次(见图2-45)。

(2) 补脾经:用拇指螺纹面着力,在小儿拇指螺纹面做旋

沪上中医名家养生保健指南丛书

推,约 300 次(见图 2 - 14)。

(3) 揉小天心:用中指螺纹面着力,在小儿手掌大、小鱼际交接处凹陷中做揉法,约 50 次(见图 2 - 43)。

(4) 推板门:用拇指桡侧着力,在小儿大鱼际自掌根直推向指根,约 100 次(见图 2 - 40)。

(5) 揉一窝风:用拇指指端着力,在小儿掌背腕横纹中点凹陷处做揉法,约 50 次(见图 2 - 42)。

(6) 揉丰隆:用拇指端着力,在小儿外踝高点上 8 寸、胫骨外 1 寸处做揉法,约 50 次。

(7) 揉足三里:用拇指端着力,在小儿外膝眼下 3 寸、胫骨外 1 寸处做揉法,约 50 次(见图 2 - 28)。

2. 对症治疗

昏迷者:加掐人中,按百会(见图 2 - 46)。

3. 介质 温水。

4. 疗程 本病治疗时间长,发作频繁时宜每日早晚各 1 次,每周 3～5 天;症情平稳后每日 1 次,每周 2 天。在临床症状消失后,坚持 1 年。

(三) 其他保健

1. 穴位敷贴

取穴:百会、涌泉。

方法:附子粉加姜汁调成饼状敷贴于上述穴位,每日 1～2 次,每次 20 分钟。治疗 5 次后观察疗效。

功效:引火归原,镇痉息风。

2. 耳穴贴压

取穴:胃、皮质下、神门、枕、心。

方法:每次选用 3～5 穴,将粘有王不留行子的方形药用胶布贴敷于所选穴位上,按压至发热为度,每日按 2～3 次,双耳交替,每 2 日换药 1 次。

功效:豁痰开窍,息风止痫。

(四) 家庭养护

1. 发作期 癫痫若是小发作,一般不需特别护理,以静卧、安慰为主。若是大发作,则应遵循以下护理原则。

(1) 让患者躺下,以较快的速度将患者的领口、腰带解开放松,将压舌板用纱布包好,或将小毛巾叠成条状塞在患者的上、下磨牙间,以免咬破舌头,并注意防止碰伤、摔伤,但不宜强行约束,以免骨折,也不要进行按摩或人工呼吸。

(2) 将患者的头部转向一侧,使唾液或呕吐物能从口中流出,保证患者呼吸道通畅;同时要注意是否有义齿(假牙)等梗塞喉部。

(3) 注意观察患者的发病过程,尤其要注意眼皮是否张开或紧闭,眼球的位置,牙关的松紧度,头部、上肢和下肢的姿势以及僵硬与抽搐的情况等。发作后,口边是否有唾液、血水流出,是否有大小便失禁等。将病情详细记录下来为医生提供治疗的依据。

(4) 切勿抓紧患者或制止其抽搐,抽搐通常在几分钟内会停止。如果抽搐时间持续 10 分钟以上,或一次发作后,尚未清醒又发生第二次,一定要立即送往医院治疗。

(5) 不要让患者进食饮料或食物,也不要在此时让患者服用额外的抗癫痫药物。当患者抽搐过后,应将其转身,帮助其呼吸,避免窒息。

(6) 患者发作停止后尚有一时不同程度的意识障碍或精神症状,仍需注意看护,以防自伤或他伤,此时要陪伴在患者身边,也可用轻松的口吻与他说话,促其清醒。

2. 间歇期

(1) 心理护理:癫痫是一种慢性疾病,躯体的痛苦、家庭的歧视、社会的偏见,严重影响患者的身心健康,患者常感到紧张、焦虑、恐惧、情绪不稳等,时刻担心再次发病。家庭成员应经常给予关心、帮助、爱护,针对思想顾虑及时给予疏导,使其有一个

沪上中医名家养生保健指南丛书

良好的生活环境、愉快的心情、良好的情绪,解除其精神负担,增强战胜的信心。由于病情反复,用药不良反应多,患者往往对治疗失去信心,而出现用药不按时、疗程完成率低和乱用药的现象。家人应配合医护人员向患者详细解释病情,制订系统的治疗方案。在方案实施前,向患者详细交待服药时间及注意事项、药物的不良反应,使其对病情的治疗心中有数,从而消除惧药心理,达到治疗的目的。

(2) 适当体育运动:运动可以缓解疲劳,放松精神。癫痫发作就是脑部神经放电造成,运动恰好也是一种放松心情、休息大脑的休息好方法。爱好运动的患者更加要做些对疾病没有危害的运动,避免进行一些登高、游泳、骑车等有危害的运动。

(五) 饮食调护

(1) 身体壮实或风痰壅盛者:饮食需清淡、易消化而富有营养,如多食米面、蔬菜。

(2) 体质虚弱者:可多吃瘦猪肉、猪心、猪肝、动物脑、桂圆肉、莲子、枸杞等,以滋补肝肾、健脾助运、补益气血。

(3) 保持大便通畅:蜂蜜、香蕉、胡桃、杏仁、菠菜等。

面神经麻痹

(一) 疾病概述

面瘫是以口、眼向一侧歪斜为主要表现的病症,又称"口眼㖞斜",即西医学的面神经麻痹。本病可发生于任何年龄,多见于冬季和夏季。发病急速,以一侧面部发病为多。最常见为贝尔麻痹。认为局部受风或寒冷刺激,引起面神经管及周围组织的炎症、缺血、水肿,或自主神经功能紊乱,局部营养血管痉挛,导致组织水肿,使面神经受压而出现炎性变化。还有病毒引起的神经病变,如流感病毒、水痘病毒、单纯疱疹病毒等。此外,亦可由外伤及中耳乳突炎所导致。

此病应尽早治疗,在患病初期(1周内)可予抗病毒类药物对症治疗,配合激素类药物消炎脱神经水肿。推拿及针灸治疗本病尤为适宜,其介入时间在临床尚有争议,通常在患病 1 周后实施,疗效显著。

(二) 推拿保健

1. 常规推拿法

(1) 揉鱼腰:按揉小儿眉毛的中心处,约 300 次(图 2-48)。

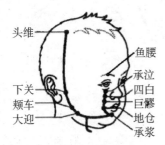

图 2-48　面部诸穴

(2) 揉太阳:按揉小儿眉梢与目外眦之间向后约 1 寸处凹陷中,约 300 次(见图 2-3)。

(3) 揉下关:按揉小儿耳前方,颧弓之下,颧弓与下颌切迹的凹陷处,约 300 次(见图 2-48)。

(4) 揉颊车:按揉小儿下颌角前方约一横指处,约 300 次(见图 2-48)。

(5) 揉人中:按揉小儿鼻唇沟上 1/3 处,约 300 次。

(6) 揉地仓:按揉小儿口角旁 0.4 寸处,约 300 次(见图 2-48)。

(7) 揉承浆:按揉小儿下唇沟之中处,约 300 次(见图 2-48)。

(8) 擦面部:用小鱼际在小儿面部做上下直擦,以温热为度。

(9) 拿风池:用拇指与食、中指对称用力,提拿小儿胸锁乳突肌和斜方肌之间处,约 5 次(图 2-49)。

(10) 拿合谷:用拇指与食、中指对称用力,拿捏小儿健侧手背第 1 与第 2 掌骨之间处,约 5 次(图 2-50)。

2. 介质　葱姜水或冬青膏。

3. 疗程　每日 1 次,治疗 5 次后观察疗效。若症情迁延,宜坚持治疗直至完全康复。

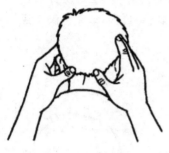

图 2-49　拿风池

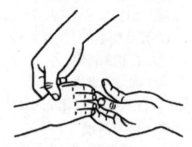

图 2-50　拿合谷

（三）其他保健

1. 穴位敷贴

取穴：太阳、阳白、地仓、颊车、颧髎。

方法：将蓖麻仁捣烂加麝香少许，取绿豆粒大小，贴敷于穴位上，每隔 3 日更换 1 次。治疗 5 次后观察疗效。若症情迁延，宜坚持治疗直至完全康复。

功效：活血通络，疏调经筋。

2. 热敷

取穴：患侧面部。

方法：将热毛巾敷于患侧面部，温度以耐受为宜。每日 2 次，每次 10 分钟。推拿后热敷更佳。

功效：温经散寒，活血通络。

（四）家庭养护

（1）注意适当休息，避风寒，外出需戴口罩，注意面部保暖。

（2）心理护理：分散患儿的注意力，使患儿密切配合各种治疗，解除紧张情绪。稍大的患儿常因突然面容的改变而感到恐惧、担心，应使患儿驱心病，除忧虑，树立康复的信心。情志舒畅气血调达流畅，有利于疾病恢复。

（五）饮食调护

本病使味觉与咀嚼功能减退，影响患儿食欲，因此应尽量选

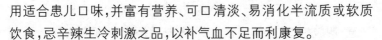

用适合患儿口味,并富有营养、可口清淡、易消化半流质或软质饮食,忌辛辣生冷刺激之品,以补气血不足而利康复。

(1) 滋肾柔肝汤

组成:熟地 20 克,枣皮 10 克,山药 20 克,茯苓 10 克,丹皮 10 克,泽泻 10 克,枸杞子 15 克,菊花 10 克,当归 10 克,白芍 60 克,甘草 30 克,何首乌 30 克。

制作:先将上药用清水浸泡 30 分钟,然后水煎去渣饮用即可。每日 1 剂,日服 2 次。

功效:滋肾柔肝。

(2) 丝瓜桃仁茶

组成:桃仁 10 克,红花 10 克,川芎 6 克,生地 15 克,赤芍 10 克,当归 10 克,牛膝 15 克,土鳖 10 克,地龙 10 克,丝瓜络 15 克。

制作:将原料浸泡洗净后,一同放进锅中水煎,去渣即可。

功效:活血化瘀,通经活络,补气养血。

四、 脑性瘫痪

(一) 疾病概述

脑性瘫痪是指由不同原因引起的、非进展性脑病变所致的运动功能障碍。常伴有智能落后、抽搐及其他方面的症状。早产儿较多见。

脑瘫的病因以围生(产)期各种原因引起的缺氧为常见,其次为难产、产伤、头颅外伤、脑血管疾病或全身出血性疾病引起的颅内出血。胎内及出生后中枢神经系统感染亦为病因之一,其他有先天性脑发育异常、新生儿核黄疸等。CT 检查常可发现潜在病变,如血肿、囊肿、发育畸形等。

根据运动障碍表现,临床将大脑瘫痪分为痉挛型、运动障碍型、共济失调型及混合型。患儿多哭,易激惹、嗜睡、掣跳、吸吮及吞咽困难、抬头和坐立困难。运动发育迟缓,步态不稳,动作

沪上中医名家养生保健指南丛书

笨拙,四肢运动不均衡、不协调或手足徐动、舞蹈样动作。肢体强直,四肢抽搐,肢体瘫痪。2～3 岁后痉挛性瘫痪的姿势更明显。截瘫者,下肢肌张力增高,扶立或行走时两膝互相靠拢摩擦或两腿呈剪刀式交叉;偏瘫者,患侧髋关节屈曲,腿内收或内旋,跟腱挛缩,马蹄足,上臂内旋贴胸旁,前臂旋前,手、腕及手指屈曲,拇指内收。智力低下,语言能力低下,学习困难,听力障碍。反应迟钝、行为障碍。

本病治疗周期漫长,疗效一般。首重康复,配合推拿、针灸,可在一定程度上帮助患儿改善生活质量,尽早自理。

(二) 推拿保健

1. 常规推拿法

(1) 补脾经:用拇指螺纹面在小儿拇指螺纹面处做旋推,约 300 次(见图 2 - 14)。

(2) 揉中脘:用中指或掌根在小儿脐上 4 寸处做揉法,约 3 分钟(见图 2 - 26)。

(3) 揉气海:用中指或掌根在小儿脐下 1.5 寸处做揉法,约 3 分钟。

(4) 揉关元:用掌根或大鱼际在患儿脐下 3 寸处做揉法,约 3 分钟。

(5) 摩腹:用食、中、无名指指摩或手掌按在患儿腹部做摩法,约 3 分钟(见图 2 - 27)。

(6) 按揉足三里:用拇指按住小儿外膝眼下 3 寸、胫骨旁开 1 寸处做按揉法,约 100 次(见图 2 - 28)。

(7) 按揉百会:用拇指按住小儿头顶正中线两耳尖连线交叉点处做按揉法,约 100 次(见图 2 - 46)。

(8) 推膀胱经:用一指禅推法推小儿背部膀胱经第 1 侧线上的腧穴,自上而下,往返 2 遍,重点推心俞、肺俞、膈俞、肾俞。

(9) 擦督脉、膀胱经线:用小鱼际沿患儿背部的督脉和膀胱经第 1 侧线,分别做直擦法,以温热为度(图 2 - 51)。

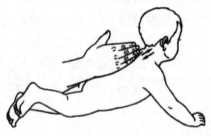

图 2-51　擦督脉

(10) 捏脊:用拇指桡侧缘顶住皮肤,食、中指二指前按,三指同时用力提拿肌肤,沿患儿脊柱,自下而上,双手交替捻动向前推行 3~5 次,再提拿 1 次(见图 2-18)。

2. 对症治疗

(1) 上肢瘫痪者:加按揉肩髃、肩髎、臂臑、曲池。用拇指分别在小儿肩髃穴(三角肌上部,肩峰与肱骨大结节之间,上臂外展平举时呈现凹陷处)、肩髎穴(肩峰外下方,肩髃穴后寸许凹陷处)、臂臑穴(三角肌下端)、曲池穴(屈肘,肘横纹外端凹陷处)做按揉法,每穴 1 分钟;拿上肢,用拇指和其余四指对称用力,拿小儿的上肢,自肩部至腕部,自上而下,3~5 次;搓上肢,用两手掌夹住小儿肩关节,做环形搓揉,随后徐徐向下至手臂,改为前后搓转其上肢,约 1 分钟。

(2) 下肢瘫痪者:加按揉环跳、居髎、承扶、委中。用拇指分别在小儿环跳穴(股骨大转子与骶管裂孔连线的外 1/3 与内 2/3 交界处)、居髎穴(髂前上棘与股骨大转子连线的中点)、承扶穴(臀沟中央)、委中穴(腘窝横纹中央)、阳陵泉穴(腓骨小头前下方凹陷处)、解溪穴(足背踝关节横纹的中央),做按揉法,每穴 1 分钟;滚臀部及下肢,用滚法施于小儿的臀部及下肢后侧,并配合下肢后伸的被动运动,约 1 分钟;然后,在小儿腹股沟处及下肢前侧,配合髋关节前屈的被动运动,约 1 分钟;再在小儿臀及下肢外侧部,约 1 分钟;摇髋,用双手挟住小儿双膝,使小儿屈

沪上中医名家养生保健指南丛书

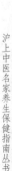

髋屈膝,然后做顺时针方向及逆时针方向的摇动,各3~5次;摇踝,用一手托起小儿足跟,另一手握住小儿足趾部,稍用力做拔伸动作,并在拔伸的同时做环转摇动,3~5次。

3. 介质 擦法用驱风油或红花油,余手法用温水即可。

4. 疗程 隔日1次,不计疗程。6周岁之前患儿皆可使用本套手法。

(三) 其他保健

1. 灸法

取穴:督脉、膀胱经第一侧线。

方法:取艾条点燃,距离皮肤10厘米处沿经络方向上下移动,隔日1次,每次15分钟,以背部皮肤透热潮红为度。不计疗程。

功效:补益气血。

2. 耳穴贴压

取穴:皮质下、交感、神门、脑干、肾上腺、心、肝、肾、小肠;上肢瘫痪加肩、肘、腕;下肢瘫痪加髋、膝、踝。

方法:每次选4~6穴,将粘有王不留行子的方形药用胶布贴敷于所选穴位上,每日自行按压2~3次。

功效:疏通经络,强筋壮骨。

(四) 家庭养护

1. 基础护理

(1) 室内环境:室内保持空气新鲜,阳光充足,通风良好,温度适宜。定期用紫外线照射消毒,地面经常用消毒液拖檫,保证脑瘫患儿室内的清洁卫生。

(2) 清洁卫生:搞好脑瘫患儿的清洁卫生,定期洗浴,并及时更换衣服、床单、被褥等。脑瘫日常护理对清洁要求格外严格,家长不容忽视。

(3) 注意安全:脑瘫患儿因发育迟缓,各种动作的发育均迟于同期的健康小儿,行动不便,故应有专人守护。注意安全,以免造成意外伤害。

(4) 皮肤护理:病情严重和不能保持坐位的脑瘫患儿往往长时间卧床,侧卧位适合各种脑瘫患儿,护理人员常帮助患儿翻身,白天尽量减少卧床时间。及时清理大小便,保持皮肤清洁,防止压疮发生或继发其他感染。

(5) 日常护理:日常生活活动是人们维持生活最根本的活动,如进食、更衣、洗漱、如厕等。脑瘫患儿往往存在多方面能力缺陷,需对其进行日常生活护理及训练。更衣时应注意患儿的体位,通常坐着脱衣较为方便。为患儿选择穿脱方便的衣服,更衣时一般病重侧肢体先穿、后脱。要注意培养患儿独立更衣的能力。根据患儿年龄进行卫生梳洗训练,养成定时大小便习惯。随年龄增长教会患儿在排便前能向大人预示,学会使用手纸、穿脱裤子的动作等。

2. 康复护理　脑瘫患儿大脑病损是静止的,但所造成的神经功能缺陷并非永远固定不变,如不早期进行恰当治疗,异常姿势和运动模式会固定下来,同时还会造成肌腱挛缩,骨、关节畸形,进而加重智力障碍。婴幼儿脑组织可塑性大、代偿能力强,若康复治疗措施恰当,可获最佳效果。对瘫痪的肢体应保持功能位,并进行被动或主动运动,促进肌肉、关节活动和改善肌张力,严重肢体畸形者5岁后可考虑手术矫形。对伴有语言障碍的患儿,应按正常小儿语言发育的规律进行训练,尤其0~6岁是学习语言的关键期,平时要给患儿丰富的语言刺激,鼓励患儿发声,矫正发声异常,并持之以恒地进行语言训练,以增强患儿对社会生活的适应能力。

(五) 饮食调护

(1) 在对脑瘫患儿进行饮食护理时,应为其供给高能量、高蛋白及富有维生素、易消化的食物。

(2) 对独立进食困难患儿应进行饮食训练。在喂食时,切勿在患儿牙齿紧咬情况下将匙硬行抽出,以防损伤牙齿。

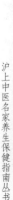

沪上中医名家养生保健指南丛书

(3) 喂食时应保持患儿头处于中线位,患儿头后仰进食可致异物吸入。要让患儿学习进食动作,尽早脱离他人喂食的境地。如患儿进食的能量无法保证,可进行鼻饲。

(4) 食疗辅助治疗

1) 虾皮豆腐

组成:虾皮 20 克,豆腐 50 克,盐少许。

制作:虾皮洗净,研成碎末,豆腐沸水烫过捞出切小块。虾皮入锅,加水半碗煮沸,再将豆腐块入锅,共煮沸 10 分钟即可。吃豆腐喝汤,吃时放少许盐和麻油调味。佐餐或单独服食,每日 1 剂,可连服数天。

功效:益肾壮骨。

2) 清炖二骨汤

组成:猪骨头 250 克,乌鱼骨 250 克,盐少许。

制作:猪骨、乌鱼洗净,砸碎,加清水适量炖至汤呈白色黏稠时,加盐少许调味,弃渣饮汤。

功效:补肾益精。

五、 臂丛神经损伤

(一) 疾病概述

新生儿出生时,因臂丛神经损伤而引起的上肢完全或部分迟缓性瘫痪。一般多发生于难产或滞产。臀位产多见。

多由于胎位不正以及产钳分娩等因素,胎儿经产道时受过度压迫、牵引,臂丛神经丛受直接压迫或过度牵拉所致。产钳位置过高,或臀牵引者手指压于锁骨上凹而非用力于胸骨柄时,也可压迫臂丛神经丛,引起本病。

临床根据部位和病状分为 3 型。

1. 上臂型 患肢下垂,肩部不能外展,上肢呈内收、内旋位置,肘部不能弯曲,前臂旋前。

2. 前臂型 由于症状不明显,常于出生后多日才发现。手的大、小鱼际萎缩,屈指功能差,臂部感觉障碍,腕部不能随意运动,握持反应消失。

3. 全臂型　前臂桡侧感觉消失,患肢下垂,肩部功能障碍。

(二) 推拿保健

1. 常规推拿法

(1) 按揉肩髃:用拇指按住小儿三角肌上部,肩峰与肱骨大结节之间,上臂外展平举时呈现凹陷处做按揉法,1分钟。

(2) 按揉肩髎:用拇指按住小儿肩峰外下方,肩髃穴后寸许凹陷处做按揉法,约1分钟。

(3) 按揉臂臑:用拇指按住小儿三角肌下端臂臑穴做按揉法,约1分钟。

(4) 按揉曲池:用拇指按住小儿屈肘时肘横纹外端凹陷处做按揉法,约1分钟。

(5) 拿上肢:用拇指和其余四指对称用力,拿小儿的上肢自肩部至腕部,自上而下,3~5次。

(6) 摇肩:一手扶住小儿肩关节的近端,另一手握住小儿的手,然后做顺时针及逆时针方向缓缓摇动,各3~5次。

(7) 屈肘:一手握住小儿上臂的上端,另一手握住小儿前臂的上端,做肘关节的屈伸运动,3~5次。

(8) 摇腕:一手握住小儿前臂的下端,另一手握住小儿手掌,然后做腕关节顺时针及逆时针方向摇动,各3~5次。

(9) 搓上肢:用两手掌夹住小儿肩关节做搓揉,随后徐徐向下至手臂,改为前后搓转其上肢,约1分钟。

2. 对症治疗　大、小鱼际萎缩者,加按揉大、小鱼际。用拇指按住小儿的大、小鱼际,做按揉法,各1分钟。

3. 介质　6岁以内小儿肌肤尤其柔嫩,可以冬青膏为介质;6岁以上儿童隔衣推拿即可,无需介质。

4. 疗程　神经损伤恢复缓慢,宜每日1次,不计疗程。当症情不能进一步改善时,再坚持治疗2个月即可停止。

(三) 其他保健

取穴:肩髃、肩髎、臂臑、手三里。

方法:用艾条悬灸,距离皮肤 10 厘米,每次每穴 5 分钟,隔日 1 次。不计疗程,以症情改善为度。

功效:益气活血,舒经通络。

(四) 家庭养护

(1) 患肢局部注意保暖,避免受寒。

(2) 积极配合手功能训练

1) 游戏训练:通过游戏诱发患儿的兴趣,从而完成持续训练。拔木钉、堆宝塔、套杯子、捏橡皮泥、拇食指捏、三指捏等精细运动训练,手眼协调训练,双手协调训练。家长可拿颜色艳丽或有声音的玩具在患肢侧逗患儿,让患儿有抓物的意识,从而训练抓物能力。

2) 感觉训练:痛温觉训练、毛刷快速擦刷、搓沙粒等等。

3) 关节被动活动训练:肩的上举、内外展、内外旋;肘关节的屈伸、前臂的旋前旋后;腕关节的屈伸;手指关节的屈伸。

(五) 饮食调护

(1) 维生素 B_{12} 可帮助神经修复,其主要含在动物蛋白中,如肝、肾、肉类、乳制品、鱼、贝类和蛋类,植物中以大豆含量为多。可在饮食中适量添加。

(2) 食疗辅助治疗

1) 枸杞炖猪肝

组成:枸杞子 20 克,猪肝 300 克,食油、葱、姜、白糖、黄酒、淀粉各少许。

制作:猪肝洗净,同枸杞放入锅内,加水适量煮 1 小时,捞出猪肝切片备用。油锅烧热,葱、姜炝锅放入猪肝片炒,烹白糖、黄酒兑入原汤少许,收汁,勾入淀粉,汤汁透明即成。

功效:滋补肝肾,益精养血。

2) 莲子粳米粥

组成:莲子肉 30 克,粳米 50 克。

制作:莲子肉洗净与粳米同置锅中,加水 1 000 毫升,武火煮沸 5 分钟,转文火煮 30 分钟成粥,趁热食用。

功效:补益脾肾。

六、腓总神经损伤

(一)疾病概述

腓总神经是在大腿下 1/3 从坐骨神经分出,在腓骨小头处转向小腿前侧,又分为腓浅神经和腓深神经。腓浅神经司感觉为主,直至足背皮肤;腓深神经司运动为主,至趾的短伸肌和第 1 与第 2 趾近足背的皮肤。腓总神经损伤是指腓总神经因受挤压、牵拉、刺激等因素造成损伤而产生的足下垂及其支配区的感觉改变。

小儿腓总神经损伤多数是由于臀部肌内注射药物时,因位置不当而造成的神经损伤;其次由于腓骨小头处外伤、骨折、石膏或夹板固定不当及止血带压迫所致。

足下垂是本病的典型症状。如果是由于臀部肌内注射位置不当引起的,则注射后即患肢疼痛、不能着地行走。检查时可见患肢小腿前侧肌肉萎缩。足下垂并有内翻状;足不能外展、外翻;足和足趾不能背伸。小腿前外侧和足背感觉障碍。

(二)推拿保健

1. 常规推拿法

(1) 拿下肢:在小儿患肢大腿前侧拿法,约 1 分钟。

(2) 揉髀关:用拇指指端在小儿患肢髂前上棘与髌骨外缘的连线上,平臀沟处的髀关穴做按揉法,约 100 次。

(3) 揉伏兔:用拇指指端在小儿患肢髂前上棘与髌骨外上缘上连线,髌骨外上缘上 6 寸处做按揉法,约 100 次。

(4) 揉阳陵泉:用拇指指端在小儿患肢的腓骨小头前下方凹陷处做按揉法,约 100 次。

沪上中医名家养生保健指南丛书

（5）揉丘墟：用拇指指端在小儿患肢的外踝前下方，趾长伸肌腱外侧凹陷处做按揉法，约 100 次。

（6）揉足三里：用拇指指端在小儿患肢的外膝眼下 3 寸、胫骨旁开 1 寸处做按揉法，约 100 次（见图 2-28）。

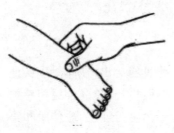

图 2-52　揉解溪

（7）揉解溪：用拇指指端在小儿患肢的踝关节前横纹中、两筋间凹陷中处做按揉法，约 100 次（图 2-52）。

（8）擦下肢：用小鱼际在小儿患肢小腿外侧和足背部施以直擦法，以温热为度。

2. 介质　6 岁以内小儿肌肤尤其柔嫩，可以冬青膏为介质；6 岁以上儿童擦法用驱风油或红花油，余手法无需介质。

3. 疗程　神经损伤恢复缓慢，宜每日 1 次，不计疗程。当症情不能进一步改善时，再坚持治疗 2 个月即可停止。

（三）其他保健

取穴：髀关、伏兔、阳陵泉、足三里。

方法：隔姜灸，将鲜姜切成直径 1.5 厘米、厚 0.3 厘米薄片备用。每次选 3～5 个穴位，将姜片放于穴位，上置直径约 1 厘米的艾炷，每穴灸 3～5 壮（1 个艾炷为 1 壮），至皮肤潮红为度，10 次为 1 个疗程。治疗 1 个疗程后观察疗效。未愈者继续 1 个疗程，疗程间休息 3 日。

功效：益气养血，舒经通络。

（四）家庭养护

（1）患肢局部注意保暖，避免受寒。

（2）康复训练：家长应积极配合康复训练，防止患肢跟腱挛缩。主要练习足背伸，要求足底与小腿成 90°。肌力 3 级以下时，进行被动活动、助力运动、主动运动，注意运动量不宜过大，以免肌肉疲劳。随着肌力的增强,逐渐减少助力。肌力 3 级以上时,进行抗阻训练,以争取肌力最大程度的恢复。康复训练每日 1 次,每次 40 分钟,每周 5 次。另夜间睡眠时可予支具固定。

(五) 饮食调护

(1) 维生素 B_{12} 可帮助神经修复。其主要含在动物蛋白中,如肝、肾、肉类、乳制品、鱼、贝类和蛋类,植物中以大豆含量为多。可在饮食中适量添加。

(2) 食疗辅助治疗:参见"臂丛神经损伤"。

七、注意力缺陷多动症

(一) 疾病概述

注意力缺陷多动症又称儿童多动综合征,简称儿童多动症,是儿童时期慢性行为改变与学习困难的常见原因之一,以动作过多、情绪波动、冲动任性、自控力差、注意力不集中,并伴有不同程度学习障碍,其智力却正常或基本正常为特征。本病多见于学龄期儿童,6～14 岁尤为多见,男孩患病多于女孩。

现代研究认为,围产期的轻度脑损害是引发本病的重要因素,如难产、早产、脑外伤、窒息等,以及某些传染病、中毒尤其是铅中毒可导致本病。另外,遗传因素、家庭环境不良亦是诱发该病的重要原因。

目前对于该病多采取综合治疗,如心理指导、行为治疗、运动治疗等。对一些症状严重的患儿需在医生的严格指导下给予药物进行治疗。另外,推拿对该病有确切的疗效,能够明显改善症状,甚至彻底治愈,但治疗时间较长,非一日之功。

(二) 推拿保健

1. 常规推拿法

(1) 补脾经:补脾经 300 次,用拇指螺纹面在小儿拇指螺纹面处做旋推(见图 2 - 14)。

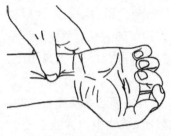

图 2-53　揉内关

（2）揉内关：揉内关 100 次，用拇指螺纹面在小儿腕掌横纹上 2 寸，掌长肌腱与桡侧腕屈肌腱之间做揉法（图 2-53）。

（3）揉神门：揉神门 100 次，用拇指螺纹面在小儿腕掌横纹尺侧端处做揉法。

（4）按揉百会：按揉百会 100 次，用拇指螺纹面在小儿头顶正中线两耳尖连线的交叉点做按揉法（见图 2-46）。

（5）摩腹：摩腹 5 分钟，用食、中、无名指指面或手掌按住小儿腹部做抚摩（见图 2-27）。

（6）按揉足三里：按揉足三里 100 次，用拇指螺纹面按住小儿外膝眼下 3 寸、胫骨外旁开 1 寸处做按揉法（见图 2-28）。

（7）推揉心俞：推揉心俞 300 次，一指禅推或指揉小儿背部第 5 胸椎棘突下两侧旁开 1.5 寸处（见图 2-19）。

（8）推揉肾俞：推揉肾俞 300 次，一指禅推或指揉小儿背部第 2 腰椎棘突下两侧旁开 1.5 寸处（见图 2-19）。

（9）推揉命门：推揉命门 300 次，一指禅推或指揉小儿背部第 2 腰椎棘突下。

（10）捏脊：捏脊 10 遍，用拇指桡侧缘顶住皮肤，食、中二指前按，三指同时用力提拿肌肤，沿患儿脊柱，自下而上，双手交替捻动向前推行 3～5 次，再提拿 1 次（见图 2-18）。

（11）擦督脉：擦督脉、膀胱经第 1 侧线，用小鱼际沿小儿脊柱及脊柱旁开 1.5 寸处，分别做上下直擦，以温热为度（见图 2-51）。

2. 介质　介质可采用葱姜水或清水。

3. 疗程　治疗 1 个月后进行疗效评价。该病推拿治疗疗程较长，需持之以恒。

（三）其他保健

1. 灸法

取穴：百会、气海、足三里、三阴交、脾俞、肾俞。

方法：艾条或艾盒做温和灸，艾条距皮肤的距离以感觉温热但无烧灼感为度，家长可以食、中二指置于施灸部位两侧以测知局部受热程度，随时调节施灸距离，每次每穴施灸5～7分钟，每日1次。治疗10次后观察疗效。

功效：补肾健脾，安神定志。

2. 耳穴贴压

取穴：皮质下、心、肾、神门等穴。

方法：将粘有王不留行子的方形药用胶布贴敷于所选穴位上，每日自行按压刺激2～3次，每次每穴1分钟。

功效：宁心安神，辅助治疗。

（四）家庭养护

（1）根据患儿的特点进行个别、耐心反复的心理指导，帮助他们培养良好的生活习惯，有进步应予以表扬和鼓励，提高患儿的自信心和自觉性。多加关怀和爱护，不可歧视患儿，尤其不能责骂体罚，以免加重精神创伤。

（2）父母应学习解决家庭问题的技巧，学会与患儿共同制订明确的奖惩协定，有效避免与患儿之间的矛盾和冲突，对不良行为或违法举动要加以正面纪律教育。

（3）学习困难者应予以指导，帮助患儿克服学习上的困难，不断增强信心。

（五）饮食调护

（1）饮食宜清淡、易消化。避免摄入过多的味精、糖分，不食用含铝、铅高的食物，如油条、爆米花等。多吃鱼、蕈类、豆制品等富含卵磷脂的食物及富含蛋白质的鸡蛋、牛奶等。

（2）食疗辅助治疗

1）龙眼山药粥

沪上中医名家养生保健指南丛书

组成：龙眼肉 15 克，山药 30 克，大米 100 克。

制作：大米洗净，与山药、龙眼肉一起入锅，加水炖煮成粥。

功效：补益心脾。

2）桂圆莲子粥

组成：桂圆肉 30 克，莲子 30 克，糯米 30～60 克，大枣 10 枚，冰糖适量。

制作：莲子洗净，红枣去核，糯米洗净，浸泡在水中。莲子与糯米加 600 毫升水，小火煮 40 分钟，加入桂圆肉、红枣再熬煮 15 分钟，加冰糖适量，即可食用。

功效：养心安神。

3）芹菜百合

组成：芹菜 250 克，鲜百合 1 头。

制作：芹菜摘去叶子，切段与百合入锅翻炒，熟后出锅。

功效：滋肾平肝。

八、多发性抽动综合征

（一）疾病概述

小儿多发性抽动综合征又叫抽动秽语综合征，发生于儿童时期，以慢性、不自主的突然多发性肌肉抽搐，或伴有不自主喉部异常发声与猥秽语为特征，是一种常见的心理行为及神经精神障碍性综合征。男孩多见，男女比例约为 3∶1，好发于 2～15 岁之间。少数至青春期自行缓解，部分逐渐加重延至成人。

如患儿有多种抽动动作或不自主发声，且抽动症状天天发生，一天反复多次，至少持续 1 年，期间症状缓解不超过 2 个月以上，并且排除其他疾病，结合医院的头颅 MRI、SPECT 等检查即可确诊本病。

一般症状轻者无需治疗。确诊后应早期采取药物治疗联合心理疏导，可获得较满意的疗效。本病亦可采用推拿治疗，但治疗时间长,常需数月或经年,但优势在于没有任何不良反应,适用于家庭的日常保健之用。

(二)推拿保健

1. 常规推拿法

(1) 补脾经:补脾经 300 次,用拇指螺纹面在小儿拇指螺纹面处做旋推(见图 2-14)。

(2) 补肾经:补肾经 300 次,用拇指螺纹面在小儿小指螺纹面处做旋推(见图 2-15)。

(3) 揉二人上马:揉二人上马 50 次,用拇指端揉手背无名指及小指掌指关节间后陷中(见图 2-25)。

(4) 揉内劳宫:揉内劳宫 100 次,用拇指螺纹面或中指端按揉掌心正中,第二、三掌骨间(屈指时中指尖下取穴)(图 2-54)。

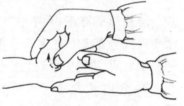

图 2-54 揉内劳宫

(5) 摩揉丹田:摩揉丹田 3 分钟,用食、中、无名指或全掌摩小腹部,再用掌根部揉(见图 2-17)。

(6) 捏脊:捏脊 10 遍,用拇指桡侧缘顶住皮肤,食、中二指前按,三指同时用力提拿肌肤,沿患儿脊柱,自下而上,双手交替捻动向前推行 3~5 次,再提拿 1 次(见图 2-18)。

2. 对症治疗

(1) 面部抽搐

1) 掐人中 10 次,用拇指甲掐鼻唇沟上 1/3 与下 2/3 交界处(图 2-55)。

2) 掐承浆 10 次,用拇指甲掐下唇下,颏唇沟正中凹陷中(见图 2-48)。

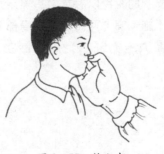

图 2-55 掐人中

沪上中医名家养生保健指南丛书

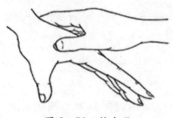

图 2-56　掐合谷

(2) 上肢抽搐

1) 掐合谷 10 次，用拇指甲掐手背第 1、2 掌骨间，第 2 掌骨桡侧中点处(图 2-56)。

2) 掐曲池 10 次，屈肘成直角，肘横纹外侧端与肱骨外上髁连线中点，用拇指甲掐之。

(3) 下肢抽搐

1) 掐百虫 10 次，用拇指甲掐髌骨内上缘 2.5 寸处(图 2-57)。

2) 掐承山和委中各 10 次，承山穴位于腓肠肌肌腹下，人字纹下凹陷中；委中穴位于腘窝中央，股二头肌与半腱肌肌腱之间，用拇指甲掐之。

3. 介质　介质可采用葱姜水或清水。

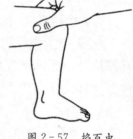

图 2-57　掐百虫

4. 疗程　治疗 1 个月后进行疗效评价。该病推拿治疗疗程较长，需持之以恒。

(三) 其他保健

1. 灸法

取穴：百会、四神聪、风池。

方法：用艾条做雀啄灸，艾条距皮肤的距离以感觉温热但无烧灼感为度，家长可以食、中二指置于施灸部位两侧以测知局部受热程度，随时调节施灸距离，每次每穴施灸 5～10 分钟，每日 1 次。治疗 10 次后观察疗效。

功效：调和气血，安神定志。

2. 穴位敷贴

取穴：神阙。

方法：天麻、钩藤、地龙、胆南星各 15 克，防风 20 克，人指甲

5克,珍珠粉 10克。将上药 6 味放入砂锅内焙干,研成细末,再加珍珠粉混匀装瓶备用。先用温水将肚脐洗净擦干,再将此药末放入肚脐孔内,填满为止,用胶布密封固定,每 3 日换药 1 次。对胶布过敏者,可用纱布缝一小口袋,装入药末,用绷带固定于脐部,可不必更换,直至痊愈。

功效:调补阴阳。

3. 耳穴贴压

取穴：①主穴取肝、神门、风溪；②配穴取脾、心、肾上腺、皮质下、枕、脑点、内分泌、面颊、额、肩、肘、膝、髋。

方法:主穴必取,配穴根据症状及抽动相应部位酌加 2～3 穴,将粘有王不留行子的方形药用胶布贴敷于所选穴位上,每日自行按压刺激 2～3 次,每次每穴 1 分钟。

功效:镇肝息风,宁心安神。

(四) 家庭养护

(1) 心理调节非常重要,要消除小儿的心理与精神负担,使之树立自信心,不恐惧,不自卑。

(2) 避免感冒,增强体质。

(五) 饮食调护

(1) 饮食宜清淡,多食蔬菜及粗粮,忌食油腻、煎炸、辛辣及易于过敏的食物,饮食习惯应规律化、合理化,不强迫进食。

(2) 可食猪肉、鱼、鸭、牛奶、蛋类、豆类等平和不易引动肝风的食物;而鸡、鹅、枣类及各种甜食应少食,生姜、葱、蒜等辛散之品,不宜多食;禁食各种香料。

(3) 食疗辅助治疗:参见"注意力缺陷多动症"。

九、 情感交叉症

(一) 疾病概述

情感交叉症是指患儿有时出现摩擦会阴部(外生殖区)的习惯性动作。多发生于 6 个月以上的婴幼儿。有人认为这种动作是小儿自我安慰的一种表示,发病原因可能是先有局部刺激,如女孩先有外阴部湿疹或炎症、蛲虫感染,男孩可因包茎引起包皮发炎、发痒而摩擦,亦可因裤子太紧,于此基础上发症成为习惯性动作。

患儿常表现为两腿骑跨于椅背、椅座边缘或其他物体上反复摩擦动作,或两腿内收交叉进行摩擦,此时小儿与周围事物脱离精神接触,两颊泛红,两眼凝视,有时额部或全身微汗。常于同一条件下发生,入睡前或醒后,当家长将患儿抱起改变体位时,动作即可停止。

(二)推拿保健

1. 常规推拿法

(1)清心经:清心经300次,用拇指螺纹面沿小儿中指末节螺纹面,向指根方向直推(见图2-44)。

(2)清肝经:清肝经300次,用拇指螺纹面沿小儿食指末节螺纹面,向指根方向直推(见图2-45)。

(3)补脾经:补脾经300次,用拇指螺纹面在小儿拇指螺纹面处做旋推(见图2-14)。

(4)补肾经:补肾经300次,用拇指螺纹面在小儿小指螺纹面处做旋推(见图2-15)。

(5)揉气海:揉气海100次,用中指或大鱼际在小儿脐下1.5寸处做揉法。

(6)揉丹田:揉丹田100次,用掌根或大鱼际在小儿脐下小腹处做揉法(见图2-17)。

(7)揉足膀胱:揉足膀胱2分钟,用拇指螺纹面着力,在小儿双下肢内收肌处箕门穴部做揉法(图2-58)。

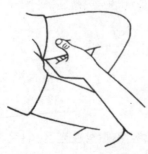

图2-58 揉足膀胱

(8)按揉百会:按揉百会100

次,用拇指螺纹面在小儿头顶正中线两耳尖连线的交叉点做按揉法(见图 2 - 46)。

(9) 推揉脾俞:推揉脾俞 300 次,一指禅推或指揉小儿背部第 11 胸椎棘突下两侧旁开 1.5 寸处(见图 2 - 19)。

(10) 推揉肾俞:推揉肾俞 300 次,一指禅推或指揉小儿背部第 2 腰椎棘突下两侧旁开 1.5 寸处(见图 2 - 19)。

(11) 捏脊:捏脊 10 遍,用拇指桡侧缘顶住皮肤,食、中二指前按,三指同时用力提拿肌肤,沿患儿脊柱,自下而上,双手交替捻动向前推行 3~5 次,再提拿 1 次(见图 2 - 18)。

2. 介质　介质可采用葱姜水或清水。

3. 疗程　治疗 1 个月后进行疗效评价。该病推拿治疗疗程较长,需持之以恒。

(三) 其他保健

1. 灸法

取穴:足三里、大椎、合谷、三阴交、丹田。

方法:艾条或艾盒做温和灸,艾条距皮肤的距离以感觉温热但无烧灼感为度,家长可以食、中二指置于施灸部位两侧以测知局部受热程度,随时调节施灸距离,每次每穴施灸 5~7 分钟,每日 1 次。治疗 10 次后观察疗效。

功效:补益脾肾,通调脏腑。

2. 耳穴贴压

取穴:肝、脾、心、神门、皮质下、交感。

方法:将粘有王不留行子的方形药用胶布贴敷于所选穴位上,每日自行按压刺激 2~3 次,每次每穴 1 分钟。

功效:通调脏腑,辅助治疗。

(四) 家庭养护

(1) 家长应注意患儿会阴部卫生,寻找其致病局部原因,并及时处理。

(2) 晚上使患儿疲倦后才上床入睡,晨醒后即令起床,以消

除重复习惯性动作的机会。

（3）盖被子不能太厚，裤子不能太紧、太小。如看到患儿有此动作，家长不要训斥患儿，不要过度关注，要若无其事地将患儿抱起，并将其注意力吸引到有兴趣的其他方面。

（4）家长要多给患儿情感上的温暖，多跟患儿接触，避免让其处于孤独、无聊状态，培养广泛兴趣，多引导进行户外活动，培养对外界的兴趣转移注意力。

（五）饮食调护

（1）饮食宜清淡，多食新鲜蔬菜及水果，忌食油腻、煎炸、辛辣及易于过敏的食物，饮食习惯应规律化、合理化。

（2）食疗辅助治疗：参见"注意力缺陷多动症"。

第五节 骨骼肌肉系统病症

一、肌性斜颈

（一）疾病概述

小儿肌性斜颈以患儿头向患侧歪斜、前倾，脸转向健侧为特点，不少患儿患侧脸部明显小于对侧。临床上一般是指一侧胸锁乳突肌挛缩造成的肌性斜颈。多为先天性，发病率为 0.3%～1.9%。

本病的病因尚未完全明了，但一般认为与损伤有关，如胎儿在子宫里头部向一侧偏歪；分娩时一侧胸锁乳突肌受产道或产钳挤压伤出血，血肿机化形成挛缩；或分娩时胎儿头位不正，一侧胸锁乳突肌血供不足，形成缺血性损伤等。

如患儿在出生后有头部倾斜，脸经常向一侧旋转，一侧脸部明显小于对侧，甚至能在一侧颈部发现肿块或条索状物，应及时确诊，以免延误病情。目前小儿肌性斜颈有手术和保守疗法两种，推拿是保守疗法的首选治疗方法，广泛应用于临床。

（二）推拿保健

1. 常规推拿法

（1）按揉弹拨法：用食、中、无名指在患处局部上下（桥弓穴）来回揉动，然后用拇指轻柔弹拨胸锁乳突肌，弹拨方向与胸锁乳突肌垂直，重点弹拨胸锁乳突肌的起止点和（或）肿块。按揉法与弹拨法交替使用，约 10 分钟，每分钟 100～120 次（图 2-59）。

（2）拿捏法：用拇指与食、中二指相对用力拿捏患侧胸锁乳突肌，重点拿捏肿块及挛缩部位，约 2 分钟，每分钟 100～120 次。手法由轻及重，以患儿能承受为度（图 2-60）。

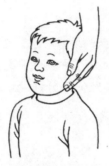

图 2-59　揉桥弓

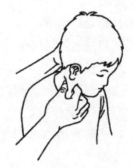

图 2-60　拿桥弓

（3）被动牵伸法：一手扶住患侧肩部，另一手扶住患儿头顶，缓缓地将头推向健侧肩部，使患儿头部做被动侧向运动（图 2-61）；然后一手扶住患侧枕后部，另一手扶住健侧下颌部，使患儿头部保持直立，向患侧做缓和的被动旋转运动，即脸转向患侧，逐渐拉长患侧胸锁乳突肌，旋转角度以不超过患侧肩部为宜。手法轻柔，各反复 20～30 次。

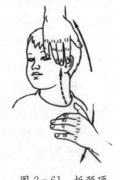

图 2-61　扳颈项

沪上中医名家养生保健指南丛书

（4）**按揉法**：按揉患儿两侧颈后部、肩部，约 2 分钟，配合轻拿肩井穴，结束操作。

每日治疗 1 次，每次 15 分钟，有肿块患儿以第 1、2 步为重点，无肿块的应加强第 3 步操作并着重按揉患侧胸锁乳突肌的起止点。

2. 介质　推拿治疗时，应以滑石粉为推拿介质，以免损伤皮肤。

3. 疗程　治疗 3 个月后进行疗效评价。该病推拿治疗疗程较长，可能数月或经年，需持之以恒。

（三）其他保健

1. 灸法

取穴：患处局部。

方法：用艾条做温和灸，艾条距皮肤的距离以感觉温热无烧灼感为度，家长可以食、中二指置于施灸部位两侧以测知局部受热程度，随时调节施灸距离，每次每穴施灸 5 分钟，每日 1 次。治疗 3 个月后观察疗效。

功效：舒筋通络，软坚消肿。

2. 热敷

取穴：患侧局部。

方法：将热毛巾敷于患侧局部（有包块者放置于包块处），温度以耐受为宜，每日 2 次，每次 10 分钟。推拿后热敷更佳。

功效：温经散寒，活血通络。

（四）家庭养护

（1）家长可于每晚小儿沐浴后以热毛巾热敷患处局部 15～20 分钟，注意毛巾不可过热，以免烫伤小儿皮肤。

（2）对于病程较短而斜颈较明显的患儿，家长在患儿睡卧时可在其头部两侧各放置一个沙袋用以纠正头部姿势。

（3）在日常生活中（喂奶、怀抱等）采用与斜颈相反的方向，以帮助纠正斜颈。

（4）对于斜颈较明显的患儿,由于患侧颈部褶皱较多,家长应注意保护患部皮肤清爽干燥,以免局部发生湿疹破损,影响手法治疗。

（5）推拿治疗斜颈,进行得越早效果越好。若保守治疗1年以上无明显改善者,可考虑手术矫治。

（五）饮食调护

（1）斜颈患儿多为新生儿,饮食照常即可。母乳喂养时,患儿母亲饮食宜清淡,忌食油腻、煎炸、辛辣及易于过敏的食物。年龄稍长的患儿,亦可配合食疗。

（2）食疗辅助治疗

猪血豆腐汤

组成:猪血100克,豆腐100克。

制作:猪血、豆腐切小块,置于300毫升煮沸的鸡汤内,加盐、葱、姜等少许,再次煮沸后即可食用。

功效:健脾补血。

二、桡骨头半脱位

（一）疾病概述

小儿桡骨头半脱位是临床中常见的肘部损伤,又称牵拉肘。多发于5岁以下的幼儿,1～3岁发病率最高。因幼儿桡骨头发育不全、韧带松弛等原因,在外力作用下容易发生半脱位。该病发生率男孩高于女孩,左侧多于右侧。

常见的损伤姿势有家长手牵小儿时小儿跌倒,帮脱衣服过度牵拉,自身翻滚压住上肢,严重者可因甩手引发。

在有上述纵向牵拉外伤史的基础上,如小儿出现哭闹,牵拉侧肘部疼痛,但无明显肿胀,患侧前臂置于旋前位,不肯做旋后动作,前臂不能抬举,不愿以手取物的情况,则应考虑为本病,须及时到正规医院确诊治疗。

本病的治疗通常采用手法复位即可得到满意的效果。手法复位失败需手术治疗的情况较少见。复位后须将患侧上肢采用三角巾悬吊1周。部分患儿因反复损伤易形成习惯性脱位,但随着小儿年龄的增长,骨与软组织的发育,脱位发生次数会逐渐减少,5岁之后一般不再发生。推拿能够预防脱位的发生,亦可作为脱位整复后的辅助治疗手段,用以强筋健骨、巩固疗效。

(二) 推拿保健

1. 常规推拿法

(1) 揉合谷:以一手在小儿患侧掌背第1与第2掌骨间处做指揉法,约1分钟(见图2-50)。

(2) 揉外关:用拇指螺纹面着力在小儿患侧腕横纹中点上2寸处做揉法,约1分钟。

(3) 一手托住患肢肘部,另一手握住其腕部,缓慢地做前臂被动屈伸、环转摇动各1分钟。

2. 介质 推拿治疗时,可以冬青膏为推拿介质,以活血通络。

3. 疗程 治疗10次后进行疗效观察,并避免再次牵拉患肢。

(三) 其他保健

1. 灸法

取穴:肩髃、手三里、曲池、尺泽、肘髎、少海、小海、外关、内关、阿是。

方法:用艾条做温和灸,艾条距皮肤的距离以感觉温热无烧灼感为度,家长可以食、中二指置于施灸部位两侧以测知局部受热程度,随时调节施灸距离,每次选3~4穴,每次每穴施灸5~7分钟,每日1次。治疗10次后观察疗效。

功效:舒筋通络。

2. 耳穴

取穴:肩、肘、腕、相应部位敏感点、神门、皮质下。

方法:将粘有王不留行子的方形药用胶布贴敷于所选穴位上,每日自行按压刺激2～3次,每次每穴1分钟。

功效:辅助治疗。

(四)家庭养护

(1) 桡骨头半脱位是肘关节受牵拉所致,常发生于家长牵着小儿走路时,在其跌倒瞬间猛向上牵拉其胳膊,或穿衣时用力拉其手,或手提其双腕悬空摆动戏耍所致。故在日常生活中应避免对小儿的肘关节进行不适当的牵拉,如平时牵拉小儿手肘部时,应同时牵拉衣袖,防止发病。

(2) 小儿每日都应有足够的户外活动时间,得到足够的阳光照射,为小儿安排多样化的体育锻炼项目,循序渐进加大小儿运动量,以提高小儿自身的骨骼强度。

(3) 复位后,家长在穿衣和脱衣时,应特别避免用力牵拉,待患肢恢复正常后加强功能锻炼,增加小儿活动量。

(五)饮食调护

(1) 合理营养,饮食合理搭配,避免小儿挑食、偏食等不良习惯。春季孩子生长发育迅速,需要钙量相应增加,应多给孩子吃些豆制品,增加对钙、铁的吸收。另外多吃深色食物可助补铁,如猕猴桃、橙、黑木耳、黑芝麻、瘦肉等。

(2) 发病后应保证充足营养,宜用高蛋白、高糖类、高纤维素饮食,可多食瘦肉、鸡肉、鱼肉、蛋、奶、豆制品以及新鲜水果。

三、寰枢关节半脱位

(一)疾病概述

寰枢关节半脱位因损伤位置较高,一旦发生就有一定的危险。本病除可因先天性关节结构异常导致外,头颈部轻微外伤如头部一侧受到打击致头面向对侧旋转,以及上呼吸道感染均可导致。切忌将寰枢关节半脱位的患者当做落枕患者,用颈椎摇转

沪上中医名家养生保健指南丛书

法治疗,而发生严重后果。临床上该病多见于儿童及青少年。

该病多急性起病,部分小儿可在发病前有上呼吸道感染史。自觉颈痛,颈部旋转时疼痛加重,头颅有向前的下坠感,往往合并有不同程度的头痛。部分患儿出现眩晕,少数严重患儿有上肢麻木无力,下肢走路不稳的症状。头部多向一侧倾斜,颈项肌肉痉挛,活动不利,以旋转或前屈受限最突出,第 1、2 颈椎处压痛。X 线摄片为诊断本病的基本依据。

牵引复位是治疗该病最简便、最安全、最有效的方法。亦可采用手法复位,但因该操作手法专业性强,有一定的危险性,家长务必带孩子到正规医师处诊治,切不可在家自行治疗。

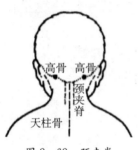

图 2-62 颈夹脊

高骨 高骨
颈夹脊
天柱骨

(二) 推拿保健

1. 常规推拿法 经专业医师手法复位治疗后,可每日按揉颈夹脊穴(图 2-62)3～5 分钟,用拇指螺纹面按揉各颈椎棘突下旁开 0.5 寸处,上下往返。

2. 介质 推拿治疗时,可以冬青膏为推拿介质,以活血通络。

3. 疗程 治疗 10 次后进行疗效观察。

(三) 其他保健

1. 灸法

取穴:风池、风府、颈椎夹脊、悬钟、后溪、阿是。

方法:用艾条做温和灸,艾条距离皮肤的距离以感觉温热但无烧灼感为度,家长可以食、中二指置于施灸部位两侧以测知局部受热程度,随时调节施灸距离,每次每穴施灸 5～7 分钟,每日 1 次。治疗 10 次后观察疗效。

功效:舒经通络,舒筋止痛。

2. 耳穴贴压

取穴:颈、颈椎、神门。

方法：将粘有王不留行子的方形药用胶布贴敷于所选穴位上，每日自行按压刺激2～3次，每次每穴1分钟。

功效：辅助治疗。

（四）家庭养护

（1）预防小儿上呼吸道感染，避免进行会伤及颈椎的活动，如倒立、前空翻、后空翻、玩耍中互相拉扯脖子等。

（2）预防颈部疲劳，保持良好坐姿、卧姿，低头看书时间不宜超过1小时，发病后1个月内避免颈部剧烈运动。

（3）注意颈部保暖，少吹空调；枕头高低适宜，高度以压缩后与自己的拳高相等为宜，形状以中央凹陷，两边高为宜，接触颈椎部分应呈圆柱状，头部放在凹陷处，保持头低、颈高、背平。

（五）饮食调护

（1）增进营养，多食富含蛋白质的食物，如鱼类、蛋、豆制品等，适当增加钙质；多食新鲜蔬菜、水果。

（2）忌食煎炸、油腻、辛辣刺激性食物。

（3）食疗辅助治疗

1）薤白鲫鱼汤

组成：鲫鱼1条，薤白30克。

制作：鲫鱼活杀，去腮、内脏，洗净后下油锅煎至鱼背微黄，加清水500毫升；薤白洗净置于纱布包中，与鱼同煮，武火煮沸5分钟加葱、姜、盐适量，文火煮20分钟，去薤白，食用鱼和汤，连用1周。

功效：消肿行气活血，利水湿。

2）百合桃仁汤

组成：鲜百合250克，桃仁20克。

制作：鲜百合洗净与桃仁同置于锅中，加清水500毫升，武火煮沸5分钟后转文火煮20分钟，分次食用，连用2周。

功效：活血止痛，和营通络。

沪上中医名家养生保健指南丛书

3) 木瓜粥

组成:木瓜 250 克,粳米 50 克

制作:木瓜洗净,切片置锅中,加粳米,加水 1 000 毫升,武火煮沸 5 分钟,转文火煮 30 分钟,趁热食用,连用 2 周。

功效:接筋续损,和营通络。

四、臀肌挛缩

(一) 疾病概述

臀肌挛缩又称"髂胫束挛缩",是指臀肌部分纤维化,造成髋关节屈曲障碍。临床上除多见于幼儿外,还可见于青壮年。绝大多数患儿有臀部反复注射抗生素或其他药物的病史,药物刺激以及注射部位的轻度感染或出血可能是小儿臀肌发生挛缩的原因。

该病患儿下肢并拢下蹲时困难,常因下蹲屈髋屈膝而身向后仰,欲跌倒;坐低凳时,双下肢分开,不能并拢,也不能将下肢屈曲内收抬高,或不能跷二郎腿;行走时,两膝外翻,呈"八"字步态,快步行走时更为明显,甚至只能横步行走;取侧卧位时,两下肢并拢困难,甚至下肢外展。患侧臀肌萎缩严重者,臀部大转子处出现陷窝;主动屈髋困难,在髋关节屈曲内收时尤为明显,髋关节屈曲外展时则不明显;在髋关节屈曲或伸展时,在股骨大粗隆外侧可摸到粗而紧的纤维带滑动;做髋关节屈曲并内收被动活动时,可听到髋部有弹响声。

目前临床上对该病的治疗主要采取手术,患儿及家属较难接受。推拿对本病有一定疗效,轻症可取。

(二) 推拿保健

1. 常规推拿法

(1) 按天应穴(即压痛点),在小儿患侧大腿有压痛处施以按揉法约 5 分钟。

(2) 按下肢 2 分钟,小儿侧卧,患肢在上,从阔筋膜张肌沿髂胫束到膝部胫骨外髁施以按法。

　　(3) 按揉下肢 2 分钟,小儿侧卧,患肢在上,从髋关节起至膝关节沿大腿外侧面施以按揉法。

　　(4) 屈髋 3～5 次,小儿仰卧,一手握住小儿患肢的踝关节,另一手推其患肢膝部做髋关节屈伸的被动活动(图 2-63)。

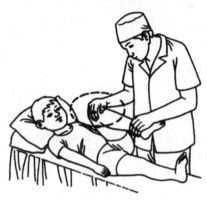

图 2-63　屈髋法

　　2. 介质　推拿治疗时,可以冬青膏为推拿介质,以活血通络。

　　3. 疗程　治疗 10 次后进行疗效观察。

　　(三) 其他保健

　　1. 灸法

　　取穴:环跳、承扶、胞肓、秩边、委中。

　　方法:艾条或艾盒做温和灸,艾条距皮肤的距离以感觉温热但无烧灼感为度,家长可以食、中二指置于施灸部位两侧以测知局部受热程度,随时调节施灸距离,每次每穴施灸5～7分钟,每日 1 次。治疗 10 次后观察疗效。

　　功效:舒筋解挛,活血通络。

　　2. 耳穴贴压

　　取穴:髋、臀、膝、脾、坐骨神经。

方法:将粘有王不留行子的方形药用胶布贴敷于所选穴位上,每日自行按压刺激2～3次,每次每穴1分钟。

功效:辅助治疗。

(四) 家庭养护

(1) 患侧臀部注意保暖,避免急性和慢性损伤。

(2) 可在患侧臀部配合湿热敷。

(3) 采取手术治疗的患儿,术后家长应积极配合指导患儿进行功能锻炼。

(五) 饮食调护

(1) 饮食宜清淡,忌辛辣刺激、油腻、煎炸食物。发病后应保证充足营养,宜用高蛋白、高糖类、高纤维素饮食,可多食瘦肉、鸡肉、鱼肉、蛋、奶、豆制品以及新鲜水果。

(2) 食疗辅助治疗

1) 莲子粳米粥

组成:莲子肉30克,粳米50克。

制作:莲子肉洗净与粳米同置锅中,加水1 000毫升,武火煮沸5分钟,转文火煮30分钟成粥,趁热食用。

功效:补益脾肾。

2) 龙眼大枣粥

组成:龙眼肉50克,大枣10枚,粳米50克。

制作:龙眼肉、大枣洗净,与粳米同置锅中,加水1 000毫升,武火煮沸5分钟,转文火煮30分钟成粥,趁热食用。

功效:健脾益气,温中补阳。

五、 脊柱侧弯

(一) 疾病概述

正常人的脊柱从背面观应该是直的。如果在枕骨中点到骶骨棘的连线上,脊柱向左或向右偏离这条中线,则称为"脊柱侧弯"。脊柱侧弯主要有特发性和先天性两大类。其中特发性脊柱侧弯占脊柱侧弯患者总数的 85% 以上,一般以较文静的儿童多见,发病年龄多在 8~12 岁,女孩的发病率是男孩的 8 倍。轻度的脊柱侧弯不引起任何症状,严重的畸形则可引起内脏功能紊乱,如心脏功能受损。

先天性脊柱侧弯可能与妊娠期 4~7 周时,胎儿受到母体内外环境变化刺激有关,出生后即出现有畸形征象;特发性脊柱侧弯可能与患儿幼时缺钙、营养不良,使骨骼的生长发育受影响,以及患儿长期坐、卧姿势不良,或长期一侧背负较重的物品(如书包)等有关。

轻度的脊柱侧弯患儿,自己往往无任何不舒服的感觉,仅在家长为其洗澡或换衣服时偶然发现。较明显的患儿可有双侧肩胛高低不一或体态畸形。严重畸形者可伴有活动时气促、胸闷、心悸或消化不良、肢体麻木等。轻症患儿脊柱体检时侧弯不明显;严重畸形患儿,脊柱体检时可发现脊柱侧弯,或呈"S"形。X线摄片示脊柱不同程度的侧弯。

脊柱侧弯患儿应在青春发育期前接受推拿手法治疗。脊柱侧弯明显的患儿,早期可穿塑料背心或石膏背心来延缓畸形的发展。经多种疗法治疗无效时,可考虑行矫正术。

(二)推拿保健

1. 常规推拿法

(1) 揉夹脊:揉夹脊 2 分钟,用掌根揉法或拇指揉法在患儿脊柱两侧 0.5 寸处的华佗夹脊穴由上而下,往返揉动。

(2) 按揉肩外俞:按揉肩外俞 1~2 分钟,用拇指螺纹面在小儿第 1 胸椎下旁开 3 寸处做按揉法。

(3) 按揉天宗:按揉天宗 1~2 分钟,用拇指螺纹面在小儿肩胛骨冈下窝中央做按揉法。

(4) 擦骶棘肌:用小鱼际在小儿脊柱两侧的骶棘肌处做上下直擦,以温热为度。

(5) 正脊:患儿取坐位,两手交叉相扣抱住枕后部,医者站

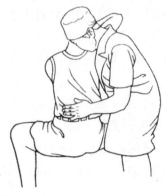

图 2 - 64　正脊法

于患儿身后,用一手顶住偏歪的胸椎或腰椎棘旁,另一手从小儿腋下穿过并用手掌按住其颈项部,嘱小儿慢慢弯腰、前屈,再做最大限度的旋转扳动(图 2 - 64)。该手法须由专业医师操作,其余手法可用于日常保健之用,家长可在家自行操作。

2. 介质　推拿治疗时,可以冬青膏为推拿介质,以活血通络。

3. 疗程　每日 1 次,治疗 10 次后进行疗效观察。

(三)其他保健

1. 灸法

取穴:肩外俞、天宗、阿是。

方法:用艾条做温和灸,艾条距离皮肤的距离以感觉温热但无烧灼感为度,家长可以食、中二指置于施灸部位两侧以测知局部受热程度,随时调节施灸距离,每次每穴施灸 5～7 分钟,每日 1 次。治疗 10 次后观察疗效。

功效:舒筋活络,矫正畸形。

2. 耳穴贴压

取穴:颈椎、颈、胸椎、胸、腰骶椎、髋、肩。

方法:根据症状及侧弯的部位选穴,将粘有王不留行子的方形药用胶布贴敷于所选穴位上,每日自行按压刺激 2～3 次,每次每穴 1 分钟。

功效:辅助治疗。

(四)家庭养护

对因姿势不良而致病的患儿,家长应督促纠正不良姿势,保持良好的坐姿和站姿,加强肌肉锻炼。

（五）饮食调护

（1）饮食宜清淡，忌食煎炸、油腻、辛辣刺激性食物，多食新鲜水果、蔬菜，宜添加富含维生素 D 和钙的辅助食品。

（2）食疗辅助治疗

1）香菇粥

组成：香菇适量，粳米 50 克。

制作：香菇用冷水泡发，洗净，切碎，与粳米同置锅中，加水1 000 毫升，武火煮沸后 5 分钟，转文火煮 30 分钟，趁热食用。

功效：养血和中，益气健脾。

2）虾皮蛋羹

组成：虾皮适量，鸡蛋 2 个

制作：虾皮去杂质，稍加冲洗，鸡蛋磕入碗内，搅打成泡，放入虾皮搅拌均匀，放入锅中蒸熟后食用。

功效：补气益肾，和胃健脾。

第六节　五官科病症

一、近视

（一）疾病概述

我国近视的发病率已经高居世界第二，据教育部和卫生部2006 年的调查显示，我国近视人数已达 4.3 亿，占总人口比例的 33.6%，并显现出"总体人数越来越多"的趋势。全国小学生的近视率为 31.67%，初中生为 58.07%，高中生为 61.51%，大学生则高达 82.68%。近视已经严重影响了我们的学习、工作和生活。

什么是近视呢？当物体的平行光线进入眼内后在视网膜之前形成焦点，外界的物体在视网膜上不能形成清晰的影像，看远不清楚，但对近目标有较好的适应能力，为了看得清楚需要将物体移近。看近处物体清楚,看远处物体模糊,便称为近视。中医学认为本病属于"能近怯远"范畴,多由于肝肾不足所致。

近视与遗传和环境因素有关。有研究表明,父母双方均近视的子女近视率比父母一方近视或父母均不近视的子女高 6.4 倍。如父母双方均为高度近视,子代 100% 为高度近视;父母一方为高度近视,子代 50% 为高度近视。青少年长期近距离读书、写作业等,眼睛不能得到及时的休息,也容易形成近视眼。

目前近视小儿主要采用配戴眼镜、手术和药物治疗。配戴眼镜可以起到矫正的作用,但不能得到治疗,而手术和药物治疗又具有一定风险和不良反应。中医推拿针灸保健疗法作为一种安全、有效的绿色疗法,越来越多地被广大患儿所接受。

(二) 推拿保健

1. 常规推拿法

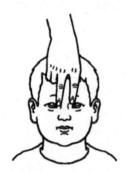

图 2-65 揉睛明

(1) 揉睛明:用食、中指分别按揉小儿面部目内眦角稍上方凹陷处,约 100 次(图 2-65)。

(2) 揉攒竹:用食、中指分别按揉小儿眉毛内侧边缘凹陷处,约 100 次。

(3) 揉太阳:用两手拇指分别按揉小儿两侧眉梢与目外眦角之间向后约 1 寸处凹陷中,约 100 次(见图 2-3)。

(4) 揉四白:用两手拇指分别在小儿目正视,瞳孔直下,当眶下孔凹陷处按揉 100 次(图 2-66)。

(5) 抹眼眶:用两手拇指沿着小儿的上下眼眶向外推抹,各 50 次(图 2-67)。

(6) 拿合谷:当拇指、食指合拢,在肌肉的最高处取穴;或拇指、食指张开,以另一手的拇指关节横纹放在虎口上,拇指下压处取穴。用拇指与食、中二指对称用力,拿捏该穴 3~5 次(见图 2-56)。

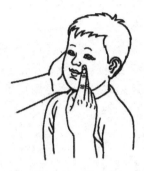
图2-66 揉四白

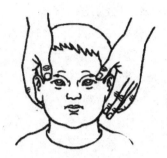
图2-67 抹眼眶

(7) 拿风池：用拇指与食、中二指对称用力，拿捏患儿胸锁乳突肌与斜方肌之间凹陷处3～5次(见图2-49)。

2. 介质 凡士林或者冬青膏均可使用。

3. 疗程 每日1次，治疗1个月后观察疗效。

(三) 其他保健

1. 灸法

取穴：攒竹、鱼腰、丝竹空、瞳子髎、球后、承泣、睛明。

方法：用艾条对准患儿眼部进行悬灸，先灸眼周穴位，待眼周皮肤微发红发热后，对准眼睛进行灸疗，两眼交替进行，艾条离眼的距离以患儿自觉舒适为度，每次灸疗20分钟，每日1次。治疗10次后观察疗效。

功效：通络明目。

2. 穴位敷贴

取穴：肝俞、肾俞、脾俞、心俞。

方法：用细辛10克，当归15克，生白芥子5克，山药15克，生地黄15克，白芍10克，赤芍10克，研末备用。将上述4对背俞穴每日取1侧，每穴取2克药末，用姜汁调和，外用胶布固定在穴位上4小时，两侧交替使用，每日1次。治疗10次后观察疗效。

沪上中医名家养生保健指南丛书

功效:补肝肾,健脾胃,养心明。

3. 耳穴贴压

取穴:眼、心、肝、肾、神门。

方法:每次选其中 3～4 穴,寻找到压痛最敏感点,用王不留行子贴压,每日按压 2～3 次,每次每穴 3～5 分钟。一般应连续治疗 3 个月后观察疗效。

功效:滋补肝肾,养心明目。

(四) 家庭养护

(1) 注意养成良好的读写习惯,保持正确的阅读姿势(距离在 33 厘米以上),避免连续长时间近距离用眼,不要在车上或黄昏时读书。

(2) 改善学习条件(印刷品清晰,字形标准)及书写条件(笔迹清晰,纸张白净),照明要求充分与标准,光线不要过暗或过强。电视屏亮度与色调选择要适中正常,图像不清时应及时调整。

(3) 积极参加户外活动,每日做眼保健操,保证充足睡眠,劳逸结合,平衡饮食,合理营养。

(五) 饮食调护

(1) 钙与眼球的形成有关,缺乏钙元素,眼球巩膜(眼球外壳最外一层)会变得柔软无力弹性减退,眼球就会伸长,时间久了就容易近视。因此,为防止近视,应多食含钙丰富的食物,如虾、海带、大豆、蔬菜、牛奶、花生、橙桔和蛋黄等。

(2) 维生素 A 可以预防角膜干燥和退变,并能增强眼睛在黑暗中的视力。含维生素 A 的食物有猪肝、鸡肝、蛋黄、牛奶和羊奶等。

(3) 维生素 C、维生素 B 能把人体疲劳时所产生的代谢产物尽快处理掉。此类食物有鲜枣、柑橘、西红柿、马铃薯、肉类、动物肝肾和乳类等。

(4) 核黄素能保证眼睛视网膜和角膜的正常代谢。富含核黄素的食物有牛奶、干酪、瘦肉、蛋类、酵母和扁豆等。

(5) 儿童不宜多吃糖,过量摄入糖可使眼内一些组织的弹性降低,眼轴容易延长,造成近视。

(6) 食疗辅助治疗。

1) 枸杞炖猪肝

组成:枸杞子 20 克,猪肝 300 克,食油、葱、姜、白糖、黄酒、淀粉各少许。

制作:猪肝洗净,同枸杞放入锅内,加水适量煮 1 小时,捞出猪肝切片备用。油锅烧热,葱、姜炝锅放入猪肝片炒,烹白糖、黄酒兑入原汤少许,收汁,勾入淀粉,汤汁透明即成。

功效:滋补肝肾,益精养血。

2) 醒目汤

组成:枸杞子 10 克,陈皮 3 克,桂圆肉 10 个,蜂蜜 1 匙。

制作:将枸杞子、陈皮放在纱布内扎好,然后与桂圆肉一起,放在锅内,加水适量,煮沸半小时后,取桂圆肉及汤,并加蜂蜜,当点心吃。

功效:养血明目。

二、斜视

(一) 疾病概述

斜视是由于多种原因,两眼无法同时注视同一物体,一只眼睛朝着正面,另一只眼睛朝着另一个方向的疾病,为小儿最常见的眼病之一,俗称"斗鸡眼"和"斜白眼"。其中内斜视和外斜视最为多见。斜视不仅影响美观,更影响小儿的视力和视功能。

斜视大多因为母亲在怀孕过程中,受到某种因素影响(如病毒、药物、细菌等),导致胎儿一条或多条眼外肌发育不良,造成先天性斜视。也有的是由于生产过程中,使用产钳造成婴儿头面部损伤;或母亲生产用力过度致胎儿颅压升高,产生大脑点状出血,造成眼外肌麻痹。

沪上中医名家养生保健指南丛书

斜视的治疗常采用手术治疗和非手术治疗,非手术治疗包括戴镜纠正、正位视训练、三棱镜治疗等。中医推拿针灸疗法对缓解斜视有一定作用,常作为基本的辅助疗法。

(二) 推拿保健

1. 常规推拿法

(1) 揉睛明:用食、中指分别按揉小儿面部目内眦角稍上方凹陷处,约 100 次(见图 2-65)。

(2) 揉攒竹:用食、中指分别按揉小儿眉毛内侧边缘凹陷处,约 100 次。

(3) 揉太阳:用两手拇指分别按揉小儿两侧眉梢与目外眦角之间向后约 1 寸处凹陷中,约 100 次(图 2-3)。

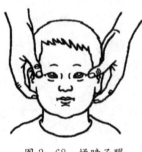

图 2-68 揉瞳子髎

(4) 揉瞳子髎:用两手拇指分别按揉小儿面部目外眦角旁眼眶外侧缘处 100 次(图 2-68)。

(5) 揉四白:用两手拇指分别在小儿目正视,瞳孔直下,当眶下孔凹陷处按揉 100 次(见图 2-66)。

(6) 抹眼眶:用两手拇指沿着小儿的上下眼眶向外推抹,各 50 次(见图 2-67)。

(7) 拿合谷:当拇指、食指合拢,在肌肉的最高处取穴;或拇指、食指张开,以另一手的拇指关节横纹放在虎口上,拇指下压处取穴。用拇指与食、中二指对称用力,拿捏该穴 3～5 次(见图 2-56)。

(8) 拿风池:用拇指与食、中二指对称用力,拿捏患儿胸锁乳突肌与斜方肌之间凹陷处 3～5 次(见图 2-49)。

(9) 推揉肝俞:用双手食、中二指指端着力,在小儿背部脊椎旁第 9 胸椎凸骨下,左右旁开 1.5 寸处按揉 100 次(见图 2-19)。

2. 对症治疗

（1）内斜视者,加按揉睛明 200 次。

（2）外斜视者,加按揉瞳子髎 200 次。

（3）上斜视者,加按揉球后。用两手拇指分别按揉眼眶下缘外 1/4 与内 3/4 交界处,约 200 次。

（4）下斜视者,加按揉鱼腰。用两手拇指分别按揉眉毛中心处,约 200 次。

3. 介质　凡士林或者冬青膏均可使用。

4. 疗程　每日 1 次,治疗 2 个月后观察疗效。

（三）其他保健

1. 灸法

取穴:攒竹、鱼腰、丝竹空、承泣、睛明。

方法:用艾条在眼周围穴进行灸疗 20 分钟,每日 1 次,治疗 10 次后观察疗效。并配合眼球运动训练(务必注意防止艾灰掉落烫伤小儿眼睛)。

功效:温通经络,行气活血。

2. 耳穴贴压

取穴:眼、肝、脾、肾、心。

方法:寻找到压痛最敏感点,用王不留行子贴压,每日按压 3~4 次,每次每穴 3~5 分钟,以穴位处有酸、麻、胀、痛感为度。10 日为 1 个疗程,一般治疗 4~6 个疗程后观察疗效。

功效:滋补肝肾,通络明目。

（四）家庭养护

（1）新生儿由于眼肌调节功能不完善,早期常出现一时性斜视过程,称为生理性斜视。如果家长不及时发现和纠正,时间长了有可能发展成为两眼视物不协调的病理性斜视。因此,要注意小儿睡觉时头部的位置,不要长期偏向一侧睡。

（2）避免小儿长时间只注意一个点而发生斜视。因为小儿对红颜色反应较敏感,可在小儿睡的小床 40 厘米以上多个方向悬挂红色带有响声的玩具,定期摇动,从而起到协调训练小儿双侧眼肌的作用。

(3) 斜视恢复正常的关键是及早发现、及早治疗。发现斜视,在发病时间上要注意几个特定时期:孩子出生睁眼后,观察其两眼眼球是否对称;孩子长到5～6个月,被抱起来看东西时有没有两眼球活动不同或有歪头现象,观察其两眼眼球是否对称;2～3次岁时有没有两眼眼球位置不对称。如有迹象,应立即到医院就诊。

(五) 饮食调护

(1) 养成良好的饮食习惯,不要挑食,多吃些粗粮(如玉米面、小米等),以增加必要的维生素供给。

(2) 新鲜水果和蔬菜可以帮助适当增加蛋白质的摄入,限制过多糖类的摄入,以促进视网膜和视神经的发育。

(3) 不吃蒸煮过头的蛋白质类食物。

(4) 适当补给一些维生素(如维生素 B_1、维生素 B_{12}、维生素 C、鱼肝油等)和矿物质(如锌、铁、钙等)。

(5) 食疗辅助治疗

1) 滋肾柔肝汤

组成:熟地 20 克,枣皮 10 克,山药 20 克,茯苓 10 克,丹皮 10 克,泽泻 10 克,枸杞子 15 克,菊花 10 克,当归 10 克,白芍 60 克,甘草 30 克,何首乌 30 克。

制作:先将上药用清水浸泡 30 分钟,然后水煎去渣饮用即可。每日 1 剂,日服 2 次。

功效:滋肾柔肝。

2) 丝瓜桃仁茶

组成:桃仁 10 克,红花 10 克,川芎 6 克,生地 15 克,赤芍 10 克,当归 10 克,牛膝 15 克,土鳖 10 克,地龙 10 克,丝瓜络 15 克。

制作:将原料浸泡洗净后,一同放进锅中水煎,去渣即可。

功效:活血化瘀,通经活络,补气养血。

三、鼻炎

(一) 疾病概述

小儿鼻炎是指鼻腔黏膜和黏膜下组织的炎症,按发病的急缓及病程的长短,可分为急性鼻炎和慢性鼻炎。另外,还有一种十分常见的与外界情况有关的过敏性鼻炎,发病率高达 12%,且呈上升趋势。本病为小儿常见病和多发病,常可诱发鼻窦炎、咽炎、扁桃体炎、中耳炎、哮喘和支气管炎等。

小儿鼻炎与感冒的症状非常相似,孩子出现鼻塞、咽痛、头痛、打喷嚏等症状时家长往往会认为是感冒,殊不知是鼻炎在作怪。儿童时期机体各器官的形态发育和生理功能的不完善,造成儿童抵抗力和对外界适应力较差,因此儿童更容易发鼻炎。

目前,小儿鼻炎常采用药物治疗。由于小儿接受程度低,家庭中可以选择中医推拿针灸保健疗法作为辅助治疗,有良好的效果。

(二) 推拿保健

1. 常规推拿法

(1) 开天门:用双手拇指螺纹面,自小儿眉心交替向上推至前发际边缘,约50次(见图2-1)。

(2) 推坎宫:用双手拇指螺纹面,自小儿眉心沿眉毛向两旁至眉梢直推1分钟(见图2-2)。

(3) 揉太阳:用拇指或中指指端按揉眉梢后太阳穴处1分钟(见图2-3)

(4) 拿风池:用拇指与食、中二指对称用力,拿捏患儿胸锁乳突肌与斜方肌之间凹陷处3~5次(见图2-49)。

(5) 按揉迎香:用食、中二指按揉鼻唇沟平鼻翼外缘中点处,约300次(图2-69)。

沪上中医名家养生保健指南丛书

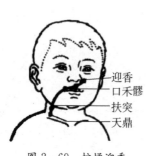

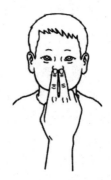

图 2-69　按揉迎香　　　　　　图 2-70　黄蜂入洞

(6) 黄蜂入洞：用食、中指同时揉按小儿鼻孔下缘 30 秒(图 2-70)。

(7) 清肺经：用拇指螺纹面着力，自小儿无名指掌面指尖推向指节处，约 300 次(见图 2-4)。

(8) 掐揉二扇门：用食、中指螺纹面按揉掌背食指与中指及中指与无名指指根交接处 2 分钟(见图 2-7)。

(9) 推上三关：用拇指螺纹面或食、中指螺纹面着力，自小儿腕横纹桡侧端沿前臂向肘横纹外侧端推 300 次(见图 2-6)。

(10) 擦肺俞：用食、中、无名指指面或小鱼际擦第 3 胸椎下双侧旁开两横指(食、中指)处，透热为度(见图 2-12)。

2. 介质　冬青膏、凡士林均可使用，冬季易发病者使用冬青膏疗效更显著。

3. 疗程　隔日 1 次，治疗 10 次后观察疗效。

(三) 其他保健

1. 灸法

取穴：迎香(双侧)、列缺(双侧)。

方法：用艾条灸，艾条距离皮肤 3 厘米左右，每穴 5～10 分钟，每日艾灸 1～2 次。治疗 5 日后观察疗效。

功效：宣肺通窍。

2. 穴位敷贴

取穴：大椎、肺俞、膏肓俞、风门。

方法：用苍耳子、白芷、丁香、生甘遂、细辛、白芥子调成糊状药物，做成直径 1.5～2 厘米、厚 0.5 厘米的圆饼，摊在麝香虎骨膏中心，贴在穴位上。根据患儿的耐受程度，每次贴 1 小时，每周 3 次，治疗 1 个月后观察疗效。本病尤以冬病夏治，可于每年三伏天时节敷贴，连续敷贴 2～3 年后观察疗效。

功效：益气固表，宣肺补肾。

3. 耳穴贴压

取穴：神门、肺、内鼻、肾上腺、气管、皮质下。

方法：用王不留行子贴压，每日需按压穴位 3～5 次，每次每穴 3～5 分钟，以穴位处有酸、麻、胀、痛感为度，两耳交替。治疗 10 次后观察疗效。

功效：补肺益气，固表通窍。

(四) 家庭养护

(1) 注意鼻腔卫生。注意擤鼻涕方法，鼻塞多涕者，宜按塞一侧鼻孔，稍稍用力外擤，之后交替而擤。慢性鼻窦炎者，对治疗要有信心与恒心，注意加强锻炼以增强体质，以防感冒。

(2) 平时可常做鼻部按摩。热敷或按摩后颈和下腹部位。

(3) 冬季应选择加湿器，避免室内空气过于干燥而引发的鼻腔不适症状。

(4) 注意工作、生活环境的空气清净，避免接触灰尘及化学气体特别是有害气体。

(5) 游泳时姿势要正确，尽量做到头露出水面。

(五) 饮食调护

(1) 患儿可多吃新鲜水果和蔬菜，多吃含维生素丰富的食品，如椰菜和柑橘等。

(2) 饮食要清淡，严禁油腻辛辣食物，多饮水，多食蔬菜，保持大便通畅，尽量控制冰凉的食物(如冰激凌、冰镇饮料等)。

(3) 过敏性鼻炎要避免过食生冷、鱼虾、海味、牛乳、蛋类等食物。

(4) 食疗辅助治疗

1) 百合汤

组成:百合 250 克,冰糖适量。

制作:百合剥开,撕去内衣,洗净,加水煮至酥,加冰糖食用。

功效:补肺益气。

2) 银耳羹

组成:银耳干 10 克,鸡蛋清 1～2 个。

制作:银耳干水发,文火煮烂,加鸡蛋清边搅边煮,成银耳羹,每日食用。

功效:润肺补气。

 第七节　其他

流涎

(一) 疾病概述

小儿流涎俗称流口水,是指口中唾液不自觉从口内流溢出的一种病症。一般来讲,1 岁以内的婴幼儿因口腔容积小,唾液分泌量大,加之出牙对牙龈的刺激,大多会流口水。随着生长发育,在 1 岁左右流口水的现象会逐渐消失。如果到了 2 岁以后小儿还在流口水,就可能是异常现象,如脑瘫、先天性痴呆等。另外,小儿患口腔溃疡或脾胃虚弱,也会流涎不止。

针对小儿流涎应做相应处理,注意观察小儿的表现,找出流涎原因,特别是小儿发热、拒绝进食时要进行口腔检查,观察有无溃疡。如果是脾胃虚弱所致,平时不要给小儿穿着过多或过厚,饮食注意节制,以防体内存食生火加重流涎现象,引起呼吸道感染。还可以在医师指导下进行中医推拿针灸等保健治疗。

（二）推拿保健

1. 常规推拿法

（1）揉廉泉:用中指指端在小儿舌骨体上缘中点处按揉,约200次(图2-71)。

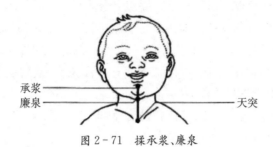

图2-71 揉承浆、廉泉

（2）揉承浆:用中指指端在小儿颏唇沟的正中凹陷处按揉,约200次(见图2-71)。

（3）揉中脘:用中指指端或掌根在小儿脐上4寸做揉法,约100次(见图2-26)。

（4）按揉足三里:用拇指指端按揉小儿外膝眼下3寸、胫骨外旁开1寸处,约100次(见图2-28)。

2. 对症治疗

（1）脾胃积热者,加清胃经300次(见图2-36);清大肠300次(见图2-6);推六腑300次(见图2-8)。

（2）脾胃虚寒者,加补脾经300次(见图2-14);补大肠300次(见图2-1);推三关300次(见图2-6);揉外劳宫300次;捏脊10遍,捏3提1(见图2-18)。

3. 介质　冬青膏或凡士林等均可。

4. 疗程　每日1次,连续治疗10日后观察疗效。

（三）其他保健

1. 穴位敷贴

取穴:涌泉(双侧)。

方法:取胆南星 20 克研细为末,用醋调和,每晚睡前敷于两足涌泉穴,外用绷带包扎,每晚睡前敷药,次晨取下,连敷 3～4 次。

功效:清泻脾热。

2. 耳穴

取穴:交感、神门、口、舌、腮腺、胃、内分泌。

方法:耳郭皮肤常规消毒后,取王不留行子 1 粒,置于 0.5 厘米×0.5 厘米的胶布中间,贴于上述选定的一侧耳穴部位上。用手指前后对应按压,以局部有明显胀痛感为度,每次 2 分钟,每日 3 次。双耳交替,隔日换贴 1 次。

功效:通经络,滋阴养胃,健脾益气。

(四) 家庭养护

(1) 生理性流涎不需要治疗,随着年龄的增长,口腔深度增加,小儿能吞咽过多的唾液,流涎自然消失。

(2) 无论是生理性流涎还是病理性流涎,均应该及时处理,保持口周、下颌、颈部等部位的干燥,可在颈部涂擦爽身粉,并及时更换颌下垫物。

(3) 培养小儿良好的卫生习惯,注意清洁口腔。

(4) 积极治疗引起流涎的原发病,如面神经麻痹、脑炎后遗症等。

(五) 饮食调护

(1) 脾胃积热证患儿,应选择清热养胃、泻火利脾的食物,如绿豆汤、丝瓜汤、芦根汁、雪梨汁、西瓜汁、金银花露等;脾胃虚寒证患儿应选具有温和健脾作用的食物,如虾、海参、羊肉、韭菜、花生、核桃等。

(2) 避免食用刺激性的食物,如辣椒、姜、蒜等。

(3) 食疗辅助治疗

益智粥

组成:益智仁 30～50 克,白茯苓 30～50 克,大米 30～50 克。

制作:先将益智仁同白茯苓烘干后,一并放入碾槽内研为细末;将大米淘净后煮成稀薄粥,待粥将熟时每次调入药粉3~5克,稍煮即可;也可用米汤调药粉3~5克稍煮。每日早晚2次,每次趁热服食,连用5~7日。

功效:益脾,暖肾,固气。

二、汗证

(一) 疾病概述

小儿汗证,是指小儿在安静状态下,全身或局部出汗过多为主的病症。汗证有盗汗与自汗之分。夜间入睡后汗出,醒后汗止者为盗汗;白天安静状态下,或稍做活动即汗出较多者为自汗。汗证多见于婴幼儿和学龄前期儿童,尤其平素体质虚弱者,更易发生汗证。婴幼儿睡后头部微有汗出,以及气候炎热、衣被过厚、剧烈活动、乳食过急等导致的汗出,均属正常生理现象,不为病态。

现代医学认为小儿多汗由多种疾病引起,常见于低血钙、低血糖、肾上腺素增高等造成自主神经功能失调,导致汗腺分泌增多,而出现多汗症。西医多从调节自主神经功能和抑制汗腺分泌等方面治疗,如选用谷维素、山莨菪碱、阿托品等药物,虽有一定疗效,但不良反应较大。而推拿针灸等中医疗法止汗往往可以取得良好的效果。

(二) 推拿保健

1. 常规推拿法

(1) 自汗

1) 补脾经:用拇指螺纹面着力,在小儿拇指螺纹面做旋推,约300次(见图2-14)。

2) 补肺经:用拇指螺纹面着力,在小儿无名指螺纹面做旋推,约300次(图2-72)。

3) 补肾经:用拇指螺纹面

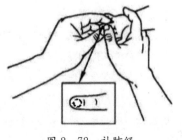

图2-72 补肺经

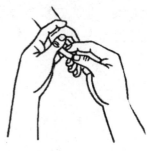

图 2-73 揉肾顶

着力,在小儿小指螺纹面做旋推,约300 次(见图 2-15)。

4) 揉肾顶:用拇指螺纹面着力,揉小儿小指顶端,约 300 次(图 2-73)。

5) 揉中脘:用手掌大鱼际、掌根部或中指螺纹面,在小儿脐中直上 4寸处做揉法,约300 次(见图 2-26)。

6) 摩腹:用手掌掌面或四指指面着力,在小儿腹部做摩法,约 5 分钟(见图 2-27)。

(2) 盗汗

1) 补肾经:用拇指螺纹面着力,在小儿小指螺纹面做旋推,约300 次(见图 2-15)。

2) 揉肾顶:用拇指螺纹面着力,揉小儿小指顶端,约 300 次(见图 2-73)。

3) 揉二人上马:用拇指指端着力,在小儿手背无名指和小指掌指关节后凹陷中做揉法,约 50 次(见图 2-25)。

4) 揉小天心:用中指指端着力,在小儿手掌大、小鱼际交接处凹陷中做揉法,约 50 次(见图 2-43)。

5) 分阴阳:用双手拇指指面着力,自腕横纹中点向两侧分推,约 100 次(图 2-74)。

6) 推三关:用拇指螺纹面或食、中指螺纹面着力,自小儿腕横纹桡侧端沿前臂向肘横纹外侧端直推约300次(见图 2-6)。

7) 揉肾俞:用双手食、中二指指端着力,在小儿背部脊椎旁第 2 腰椎凸骨下,左右旁开 1.5 寸处按揉约50

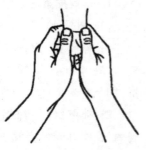

图 2-74 分阴阳

次(见图 2-19)。

2. 介质 应用冬青膏或凡士林等润滑剂。

3. 疗程 每日 1 次,连续治疗 1 周后观察疗效。

(三) 其他保健

1. 灸法

取穴:神阙、气海、关元。

方法:将艾炷置于以上穴位上,点燃艾炷顶端,燃至将尽,取下灰,每日 1 次,连灸 15 日。自汗者加大椎、合谷、复溜;盗汗者加阴郄。

功效:调和阴阳。

2. 穴位敷贴

取穴:神阙。

方法:选五倍子适量,干燥,粉碎,每取 3 克分别装入密封塑料袋中,备用。每晚睡前先将患儿脐部用温水洗净,擦干,然后取五倍子粉 3 克(1 小袋),用适量陈醋调匀,稍等片刻,待呈褐色膏状时,塞入患儿脐部,用胶布固定,次晨取下,每日 1 次。治疗 4 日后观察疗效。

功效:敛汗固表。

3. 耳穴贴压

取穴:肺、肾、内分泌、交感。

方法:将附有王不留行子的医用胶布贴于耳部特定穴位,固定贴紧,按压片刻,以耳郭出现红、热、胀、痛为宜,每次按压 3～5 分钟,每日按压 5 次左右,每 3 日换 1 次,两耳交替。自汗者加肾上腺;盗汗者加心、三焦、内分泌、神门。

功效:调和阴阳,收敛止汗。

(四) 家庭养护

(1) 患儿宜多晒太阳,户外活动,增强体质。

(2) 积极治疗各种急性和慢性疾病,并注意病后调理。

(3) 患儿勤换衣被,保持皮肤清洁与干燥,汗后避免直接

沪上中医名家养生保健指南丛书

吹风。

(4) 多给患儿饮水,保持体内水液平衡。

(五) 饮食调护

(1) 汗证患儿宜适当食用富含维生素 B、维生素 C 的食物。此外,患儿还宜食用山药、大枣、莲子、银耳、麦片、糯米、桂圆、老鸭、泥鳅等补虚的食物。

(2) 汗出过多应补充水分及容易消化而营养丰富的食物。勿食辛辣、煎炒、炙烤、肥甘厚味。

(3) 食疗辅助治疗

1) 黑豆汤

组成:黑豆。

制作:将黑豆煮烂,每日适量食之。

功效:健脾固表。

2) 鸭血糯米粥

组成:鸭血、糯米。

制作:鸭血糯米适量,煮烂食之。

功效:补血和营。

3) 黄芪散

组成:黄芪、牡蛎粉、生地各 30 克。

制作:共为细末,每服 3～6 克。

功效:滋阴止汗。

三、佝偻病

(一) 疾病概述

佝偻病指因维生素 D 缺乏,造成婴幼儿时期以骨骼生长、发育缓慢为特征的一种慢性营养性疾病。佝偻病多见于 3 岁以下的小儿,尤以 6～12 个月之内的乳婴儿发病率高。本病虽然很少危及生命,但因发病缓慢,易被忽视,一旦出现明显症状,机体抵抗力低下,容易并发肺炎、腹泻等严重疾病。

目前,佝偻病治疗主要是采取口服维生素、钙剂及手术治疗等。在基础治疗的同时,应用中医针灸推拿辅助治疗可以改善患儿的症状,帮助纠正畸形。

(二) 推拿保健

1. 常规推拿法

(1) 补脾经:用拇指螺纹面着力,在小儿拇指螺纹面做旋推,约 300 次(见图 2 - 14)。

(2) 揉小天心:用中指指端着力,在小儿手掌大、小鱼际交接处凹陷中做揉法,约 50 次(见图 2 - 43)。

(3) 推三关:用拇指螺纹面或食、中指螺纹面着力,自小儿腕横纹桡侧端沿前臂向肘横纹外侧端直推约 300 次(见图 2 - 6)。

(4) 揉中脘:用手掌大鱼际、掌根部或中指螺纹面,在小儿脐中直上 4 寸处做揉法,约 300 次(见图 2 - 26)。

(5) 摩丹田:用手掌掌面或食、中、无名指三指指端着力,在小儿脐下 2 寸做摩法,约 3 分钟(见图 2 - 17)。

(6) 捏脊:用拇指桡侧缘顶住皮肤,食、中二指前按,三指同时用力提拿皮肤,沿患儿脊柱,自下向上,双手交替捻动向前推行 3 次,再提拿 1 次(见图 2 - 18)。

(7) 按揉脾俞:用双手食、中二指指端着力,在小儿背部脊椎旁第 11 胸椎凸骨下,左右旁开 1.5 寸处按揉约 50 次(见图 2 - 19)。

(8) 按揉胃俞:用双手食、中二指指端着力,在小儿背部脊椎旁第 12 胸椎凸骨下,左右旁开 1.5 寸处按揉约 50 次(见图 2 - 19)。

(9) 按揉肾俞:用双手食、中二指指端着力,在小儿背部脊椎旁第 2 腰椎凸骨下,左右旁开 1.5 寸处按揉约 50 次(见图 2 - 19)。

(10) 擦八髎:用掌根或小鱼际着力,在小儿骶部做擦法,透

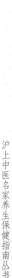

沪上中医名家养生保健指南丛书

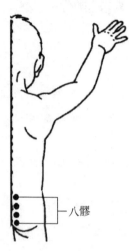

图 2-75 擦八髎

—八髎

热为度(图 2-75)。

(11) 按揉足三里:用拇指螺纹面着力,在小儿外膝眼下 3 寸、胫骨旁开 1 寸处做按揉法,约 60 次(见图 2-28)。

(12) 按揉三阴交:用拇指螺纹面着力,在小儿内踝高点上 3 寸处做按揉法,约 60 次(见图 2-42)。

2. 对症治疗 对于肢软行立不便及鸡胸、脊柱畸形等症的患儿,除用上述方法外,应酌情加局部手法,如按揉局部、揉关节等,帮助纠正畸形。

3. 介质 常用冬青膏或凡士林等润滑剂。

4. 疗程 隔日 1 次,连续治疗 1 个月后观察疗效。

(三) 其他保健

取穴:肺俞、心俞、膈俞、肾俞。

方法:用艾条或灸盒做温和灸,艾条距离皮肤 3 厘米左右,每穴 5~10 分钟,每日艾灸 1~2 次。治疗 5 日后观察疗效(手持艾条时,务必注意防止艾灰掉落烫伤小儿皮肤)。

功效:补肾壮骨。

(四) 家庭养护

(1) 坚持母乳喂养,及时添加含维生素 D 较多的食品(如动物肝、蛋黄等),多到户外活动增加日光直接照射的机会。

(2) 定期给小儿检查生长发育情况,特别是检测骨骼发育状况。如果发现有异常要及时尽早解决,以免引发佝偻病的可能。

(五) 饮食调护

(1) 多给小儿吃含钙量高的食物,如虾皮、鱼等,每周吃 2~3 次,尽量将虾皮、鱼肉等压碎,这样比较好消化。

(2) 除了通过食物补充钙质,如果小儿还是缺钙,如经常睡觉不安、出虚汗、有明显的枕秃等,就要补充钙片了,尽量选择小儿容易消化吸收的乳酸钙等。

(3) 在补钙的同时,别忘了给小儿补充维生素 D,以便促进钙的吸收。可以给小儿服用鱼肝油,一般每日吃 1 粒,缺钙严重者每日早晚各 1 粒。

(4) 食疗辅助治疗

1) 虾皮豆腐

组成:虾皮 20 克,豆腐 50 克,盐少许。

制作:虾皮洗净,豆腐沸水烫过捞出切小块。虾皮入锅,加水半碗煮沸,再将豆腐块入锅,共煮沸 10 分钟即可。吃豆腐喝汤,吃时放少许盐和麻油调味。佐餐或单独服食,每日 1 剂,可连服数日。

功效:益肾壮骨。

2) 清炖二骨汤

组成:猪骨头 250 克,乌鱼骨 250 克,盐少许。

制作:猪骨、乌龟骨洗净,砸碎,加清水适量炖至汤呈白色黏稠时,加盐少许调味,弃渣饮汤。

功效:补肾益精。

沪上中医名家养生保健指南丛书

图书在版编目(CIP)数据

常见小儿病的推拿预防和护养/金义成主编. —上海：复旦大学出版社,2016.5
(沪上中医名家养生保健指南丛书/施杞总主编)
ISBN 978-7-309-12078-3

Ⅰ. 常… Ⅱ. 金… Ⅲ. 小儿疾病-常见病-推拿 Ⅳ. R272

中国版本图书馆 CIP 数据核字(2016)第 015298 号

常见小儿病的推拿预防和护养
金义成 主编
责任编辑/贺 琦

复旦大学出版社有限公司出版发行
上海市国权路 579 号 邮编：200433
网址：fupnet@fudanpress.com   http://www.fudanpress.com
门市零售：86-21-65642857   团体订购：86-21-65118853
外埠邮购：86-21-65109143
上海市崇明县裕安印刷厂

开本 890×1240 1/32 印张 4.625 字数 110 千
2016 年 5 月第 1 版第 1 次印刷

ISBN 978-7-309-12078-3/R·1540
定价：18.00 元